된장
인사이드

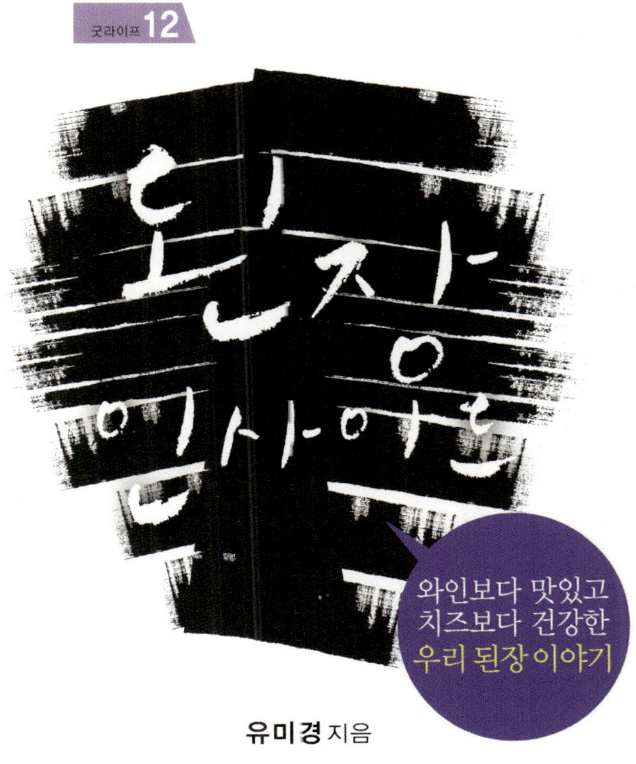

유미경 지음

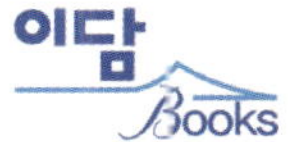

된장은 전통이기에 지키자는 것이 아니라
'가치 있는 전통'이기에 지키자는 것이다.

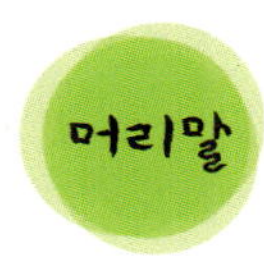

된장에 대해, 내가 하고 싶은 이야기

　　예전엔 보통의 한국사람처럼 나 역시 밥상에 올라오는 된장과의 만남이란 늘상 그저 그런 것이었다. 그러다가 10여 년 전 우연히 콩(大豆)의 원산지가 한반도 일대라는 사실을 알게 되면서 우리 콩과 그 콩으로 만드는 전통된장의 세계에 깊이 빠져들게 되었다. 가장 중요한 식물성 단백질원이 되는 콩은 예로부터 오곡의 반열에 올라있는 주요 곡식이다. 놀라운 것은 우리 조상들이 그 콩으로부터 된장이라는 특유의 발효식품을 만들어냈고, 여기에서 파생된 간장, 고추장은 우리 밥상의 기본 소스로 한식(韓食)문화의 핵심을 차지하고 있다는 것이다.

　　우리에게 된장이 있다는 것은 마치 포도산지에서 와인이 탄생한 것처럼 콩의 주산지였기에 가능한 일이었을 것이다. 그런데 이처럼 우리나라가 콩의 종주국임에도 불구하고, 외래 식품인 커피나 와인에 관한 책은 수없이 많은 데 반해 콩과 장에 대한 이야기를 다루는 단행본이 고작 몇 편에 불과한 것은 안타까운 일이 아닐 수 없다.

게다가 자라나는 젊은 세대들이 국적불명의 음식에 익숙해져 가는 것을 보게 되면서 우리 음식문화의 기본이 되는 콩과 장의 가치를 널리 알리는 일이 중요하다는 생각에 책으로 엮는 일을 서두르게 되었다.

2007년도에 펴냈던 『우리 콩 세계로 나아가다』가 주로 콩에 관한 다양한 이야기들을 다루었다면, 이번 『된장 인사이드』에서는 된장을 이루는 기본 구성요소, 즉 원료인 콩과 소금, 물 그리고 옹기와 침장법(沈醬法)에 대한 것은 물론, 동양의 콩이 미국으로 건너가게 된 경로를 추적하고 윌리엄 모스와 같은 미국의 콩 파이오니아 등도 소개하고자 하였다.

이 책에서 나는 전통된장의 특징을 다음의 3가지로 요약해보았다.
첫째, 된장에는 곰팡이, 세균, 효모 등 대표적인 자연의 미생물이 모두 어우러져 함께 작용한다는 점에 주목하였다. 이는 김치나 요구르트, 와인 등의 발효와는 차원이 다른 복합발효라는 특성을 지닌다.

둘째, 일반적으로 발효란 적당히 산소를 차단시키는 혐기적인 상태에서 이루어지기 마련인데, 된장발효는 완전히 공기에 노출된 채 발효가 진행된다는 점이다. 이는 산화가 진행되면 음식이 부패된다는 일반상식의 틀을 깨는 특별한 형태의 발효이다. 셋째, 오래 숙성되면 장맛 자체도 좋아지지만 갈변물질처럼 당초 원료 자체에 포함되어 있지 않던 새로운 기능성 물질들이 많이 생겨난다는 점이다. 이러한 특징을 종합해 볼 때 여러 식품 중에서 영양적으로는 콩을, 기능적으로는 된장을 능가하는 식품을 찾아내기가 쉽지 않아 보인다.

지한파로 알려진 어느 외국인은 "한국인들은 자기 것에 대한 자부심을 갖고 더 많이 홍보해도 된다"면서 된장을 예로 든 일이 있다. 이 책을 쓰는 동안 나는 "포도 발효식품인 와인은 고급문화로 인정받고 있는데, 왜 콩 발효식품인 된장은 아직도 우리끼리 먹어야 하는가"에 대한 자기회의를 반복하였다. 이따금씩 "레드와인은 심장병에 좋다"는 식의 말을 들을 때마다 나는 우리 된장 속에 더 많은 희망이 있다는 생각을 하곤 한다. 그도 그럴 것이 와인이란 것이 대부분 수분이고 고작 2~3% 정도만이 의미 있는 성분인 데 반해 된장의 영양성분은 50% 정도에 이르니 하는 말이다.

얼마 전 김치에 이어 우리 된장과 고추장이 코덱스 기준이 되었다는 아주 반가운 소식이 있었다. 또 다른 기쁜 소식은 최근 <한국 콩연구회>의 오랜 숙원사업인 '콩 박물관'(콩세계과학관) 건립이 경북 영주시의 협조로 가시화되고 있다는 사실이다. 이를 계기로 우리 전통발효식품에 대한 연구와 투자, 교육이 본격적으로 이루어지고, 아울러 이 책이 이러한 분위기를 고조시키는 데 일조할 수 있기를 기대해 본다.

흔히들 "된장, 간장이 좋다"고 말들은 하지만 구체적으로 이유를 알고 설명할 수 있는 사람은 많지 않다. 이 책이 일반인들의 된장에 대한 여러 가지 궁금증을 해결해주는 동시에 그 소중함을 일깨우는 역할을 할 수 있기 바라는 마음 간절하다.

끝으로 이 책이 나오기까지 콩과 된장에 대한 연구 분야에서 많은 업적을 남기신 여러 학자분들께 감사의 말씀을 드린다. 그분들의 땀과 열정이 내게 많은 용기와 영감을 주었기 때문이다. 다만, 연구자료를 인용함에 있어 가능한한 출처를 밝히려그 노력했지만 혹시라도 누락된 부분이 있다면 너그럽게 양해해 주시기를 바란다.

또한 『우리 콩 세계로 나아가다』에 이어 『된장 인사이드』를 흔쾌히 출판해주신 한국학술정보(주)의 채종준 사장님 이하 박연선 팀장, 김남동 씨, 이효정 씨에게도 감사의 말씀을 드린다. 또 식품과 영양에 대해 전문적인 코멘트를 아끼지 않은 친구 이재민 박사와 언제나 내게 힘이 되어주는 남편 김명현에게 사랑과 고마움을 전하고 싶다.

2009년 8월에

유미경

목차

머리말

1장 된장살, 된장힘

2장 무엇이 된장을 만드는가
- 콩, 소금, 옹기 이야기

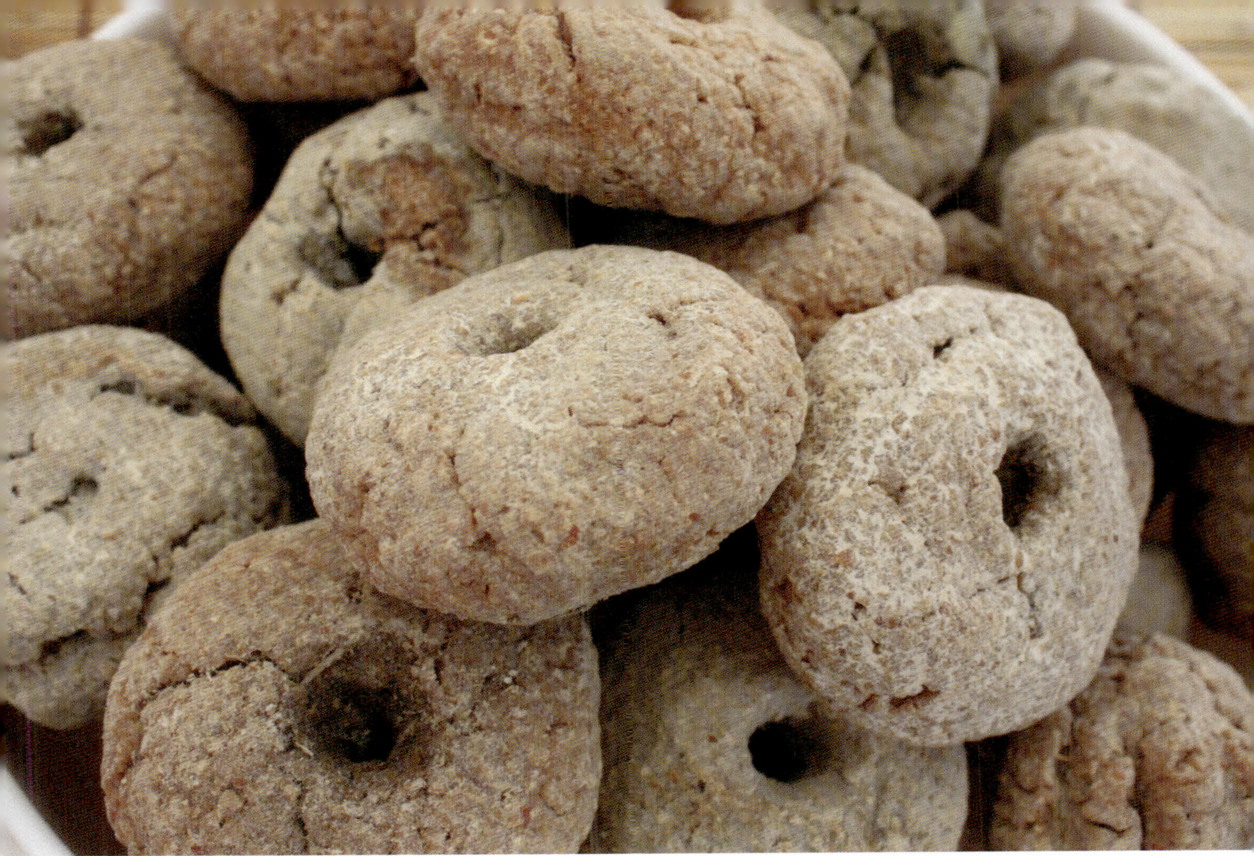

도넛으로 보이는 고추장용 메주(순창 지역)

된장살, 된장힘

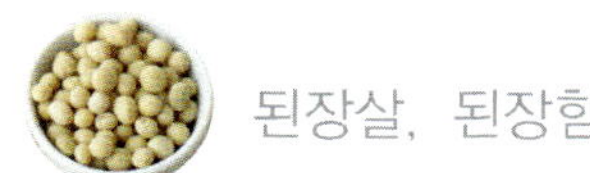 된장살, 된장힘

예전엔 벌에 쏘이거나 동네 개에게라도 물리면 우선 하는 응급조치가 상처에 된장을 바르는 일이었다. 지금은 된장의 항염증효과, 항산화효과, 항암효과 등이 많이 밝혀져 있어 당시의 '된장 응급조치'가 제법 과학적인 민간요법이었다고 여겨지고 있다. 또한 오래전부터 된장냄새를 '고려취'라고 하고, 또 건강한 몸을 '된장살', '된장힘'이라고 불렀듯이 된장은 우리 한국인들이 공유하고 있는 동질감의 원천이라 생각된다.

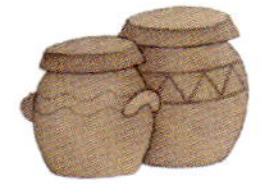

이왕이면 갈색 된장

    몇 년간 내가 운영했던 인터넷 된장가게, 코푸드 메인 페이지에는 '업체별 된장 보기'가 있었다. 사이트를 이용하는 사람들이 여러 된장의 색깔, 가격, 만드는 방법 등을 비고하여 살 수 있도록 배려한 코너였다. 된장의 색깔은 연한 갈색, 진한 갈색, 노르스름한 갈색, 붉은 갈색, 밤색 등 비슷한 갈색계열이라고 할지라도 똑같은 색깔이 하나도 없다고 할 정도로 다채로왔다. 한날한시에 담가 놓은 장도 항아리마다 맛이 다르다는 말은 하지만, 그렇게 색깔까지 천차만별일 줄은 미처 몰랐었다.

    노랗던 콩이 갈색으로 변하는 것은 콩의 영양분이 각각 아미노산과 당으로 분해되면서 갈색화 반응을 일으키는 경우와 산화 효소들에 의한 갈변 현상 때문에 그렇다. 효소적 갈변이든 비효소적인 갈변이든 최종 물질은 '멜라노이딘 melanoidin'이란 갈색색소이다. 우리가 선호하는 된장은 '너무 진하지 않은 노르스름한 색'이지만 제대로 발효가 되었다면 된장의 색깔은 갈색일 수밖에 없다. 된장은 미생물에 의해 각각의 영양분이 분해돼 여러 효소와 기능물질들을 만들어낸다. 그 중에 갈색 물질은 항산화작용과 활성산소를 없애는 중요한 역할을 하는데, 된장의 항산화성은 갈색

물질의 함량과 비례하기 때문에 된장색이 진할수록 우리 몸에 좋다고 할
수 있는 것이다.

된장의 마술

감자나 사과의 변색을 막으려면 소금물에 담가 놓아야 하는데 일단 갈
변이 된 이후에는 원래의 색으로 되돌릴 수 없다. 그러나 된장에서는 가
능하다. 된장이 가득 담긴 항아리를 생각해 보자. 항아리 표면에 있는 된
장은 진한 갈색이다. 물론 된장 속을 뒤집으면 노오란 된장이 나온다. 겉
에 있는 된장과 속에 있는 노란 된장을 뒤집으면 겉으로 나온 된장은 곧
갈변이 되어 검어지고, 속으로 들어간 된장은 어느 정도 시간이 지나면
노랗게 된다. 이러한 마술이 가능한 것은 된장 속에 산화를 방지하는 효
소가 들어 있기 때문으로 보인다. 이는 그저 산화 방지라는 방어적인 차
원이 아니라, 이미 산화된 물질을 원위치로 돌려주는 강력한 환원작용이
있다는 것을 말해 준다고 생각한다. 쇠고기를 사다 놓으면 시간이 지날수
록 선홍색의 색깔은 갈색으로 변해 간다.

쇠고기 덩어리의 표면은 선홍색인데 안쪽으로 말려들어가 있는 쪽이
거무스레한 경우도 있다. 공기와 접촉했던 바깥부분을 안으로 말아 넣었다는 것을 알 수
있다. 하지만 쇠고기가 일단 변색이 되었다면 잠깐의 눈속임은 가능하지만
아무리 겉과 안을 바꾸어 주어도 원래의 선홍색이 되돌아오지는 않는다.
된장이나 쇠고기의 색깔이 변색이 되는 것은 똑같은 산화의 결과이지만
제 색이 돌아오는 것은 된장에서만 가능한 마술이다.

된장은 우리가 매일 먹을 수 있는 식품 중에서 최고 수준의 항산화 식

품이면서 환원 식품이다. 된장의 환원 효과를 극대화하기 위해서는 생된장을 먹는 것이 최고다. 보통 사람들은 된장국, 된장찌개 등 기호대로 된장을 끓여 먹는 것도 무방하겠지만, 건강에 이상이 있다고 생각되는 사람은 가급적 효소가 풍부하게 들어 있는 생된장을 쌈장 등으로 많이 이용하는 것이 좋을 것이다.

색깔 있는 된장을 고르자

우리 주위에서 보면 어렸을 대나 젊었을 때는 된장을 찾지 않다가 나이 들면서 된장을 찾게 되었다는 사람들의 애기를 자주 듣게 된다. 사실 멀리 갈 것도 없이 나 자신이 그런 경우다. 젊은 주부였을 때만 해도 시어머니가 챙겨주는 된장이 좋은 줄 몰랐었다. 아마 나뿐이 아닐 것이다. 시댁에서 가져온 된장이 너무 색깔이 진하고 짜다는 이유로 냉장고에 넣어두고 시중의 된장을 사먹는 주부들도 여럿 보았으니까.

된장에서 항산화 작용을 하는 주요물질은 콩에 함유된 황색색소 다이제인 daidzein 와 검은 콩에 많이 들어 있는 검은 색소 안토시아닌 antocyanin, 또 숙성될수록 진해지는 갈색색소 멜라노이딘 melanoidin 등이다. 이들 물질들은 우선적으로 된장 내에 존재하는 지질류의 산화를 막아 된장이 더 이상 산화되지 않도록 해 준다. 그런데 전통된장이 발효되는 환경을 생각하면 된장 자체가 항산화작용을 한다는 것은 여간 신비한 일이 아니다. 갈변을 촉진하는 것은 온도, 산소, 햇빛 등인데 우리 전통된장은 이들 요소들에 그대로 노출되어 있다. 즉 장독을 상온에 두고 있으며, 옹기의 기공을 통해서는 수시로 산소가 드나들고 있고, 햇빛에도 그대로 노출되어 있다. 원래 발효란 것이 산소를 적절히 통제하는 것이라는 점을 고려해 볼 때 햇빛 아래, 산소에 노출되는 환경에서 무언가를 발효시킨다는 것은 무모하거나 혹은 무지한 경우로 보일 수도 있다. 하지만 어떤 조건보다 가혹한 발효환경하에서 된장의 균은 스스로를 보호하기 위해 강력한 천연 항산화물질을 만들어 내고, 우리는 오랫동안 된장 균이 만들어 낸 여러 기능물질을 이용해 왔던 것이다.

원래 콩 색은 노랗지만 자연발효를 거친 우리 전통된장의 색은 갈색인 것이 정상이다. 몇몇 연구자들에 의하면 갈색 색소는 아플라톡신에 대한 항 돌연변이 기능이 뛰어나고 간암세포를 선택적으로 죽이기도 한다. 또 인간의 노화, 암 발생에 관여하는 활성 산소를 제거하는 능력도 우수하며, 바이러스에 대한 저항성을 증가시켰다는 실험결과도 있다. 이것이 우리가 된장을 고를 때 이왕이면 잘 숙성된 1년~3년 숙성 '색깔 있는 된장'을 골라야 하는 이유이다.

된장에 있는 식물성물질

'피토(Phyto) 케미컬'이라고 하면 식물에서 유래된 화학물질이라는 뜻이다. 피토케미컬은 식물의 향과 색에 있는 물질이며, 인체 내에서 산화방지 역할을 한다. 예를 들면 당근에는 '카로티노이드', 토마토에는 '라이코펜', 와인에는 '폴리페놀', 고추에는 '캡사이신'등이 들어있는데 이들이 바로 피토케미컬이다. 된장 속에는 이소플라본이나 안토시아닌외에 강력한 항산화작용을 하는 '멜라노이딘(갈색 물질)'도 있다.

여러 된장의 색깔비교

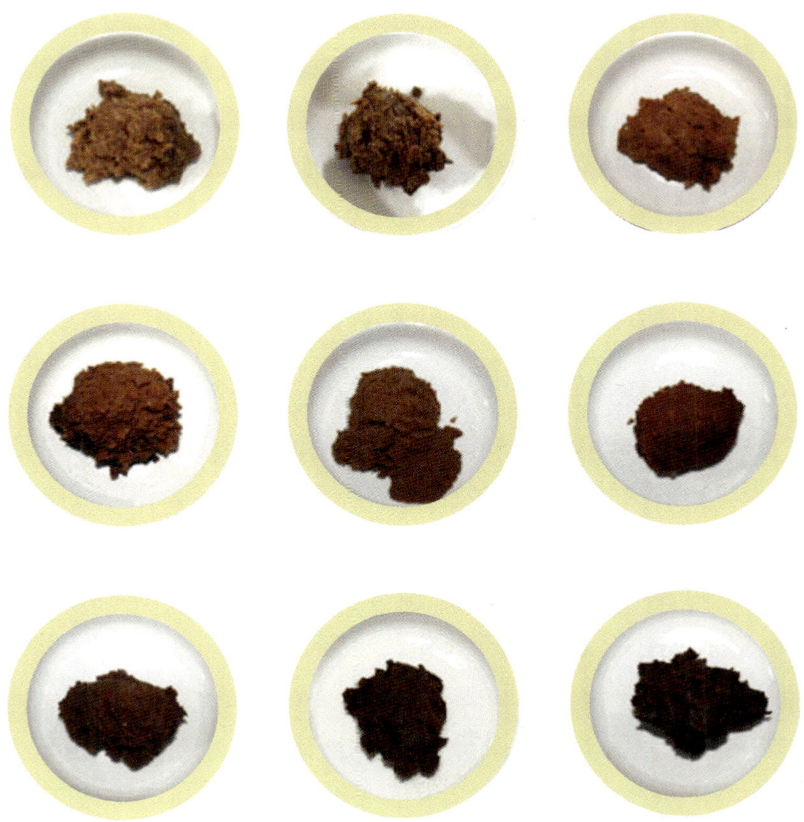

"된장은 숙성이 진해질수록 점점 색깔이 진해진다."

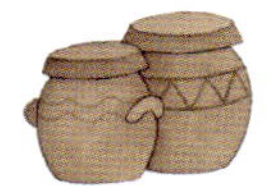

된장, 언제부터 먹었을까

　　원래 못생긴 게 메주라지만 그림으로 보는 중국 메주도 꽤 못생겼다. 최근 우리나라 메주들은 상품으로 팔리게 되는 일이 많아지면서, 둥근 틀이나 네모 틀로 성형해 점점 예뻐지는 데 추세다. 중국농업과학원의 상주 연구관으로 파견근무하는 분에게 중국 된장에 대해 질문을 했었고, 답 메일을 받게 되면서 몇 가지 사실을 알게 되었다. 중국에는 간장은 있지만 우리와 같은 된장은 없다. 중국에서도 된장국을 먹을 수 있기는 한데 그런 경우는 십중팔구 조선인들이 운영하는 경우라 한다. 하지만 중국내 조선인에 의한 것이든 소수의 중국인에 의한 것이든 어쨌든 중국에도 존재하는 메주와 된장 만드는 법을 알아내 우리의 경우와 비교해보려고 한다. 보통 우리는 삼짇날, 즉 음력 3월 3일까지 장을 담지만, 중국에서는 2월이라고 하고 있다. 중국 쪽(북경기준)이 우리보다 기온이 높다는 것을 의미하는 듯. 우리는 메주를 띄울 때 지푸라기에 묶어 처마 밑에 달아놓는데, 중국에서는 이런 과정이 없는 것 같았다.

　　우리는 일단 띄운 메주는 하루 정도 햇볕에서 말리는데 중국 메주는 3~4일 그늘에서 말린다. 또 장을 담근 뒤 보자기로 잘 덮어두라는 말은 제 뚜껑이 있는 우리 항아리와 비교되고, 하루에 수차례 저어주라는 것은 우리처럼 '숨 쉬는 항아리'를 이용하지 않는다는 의심이 들게 한다. 특기할 만한 것은 항아리 밑바닥어 소금을 뿌린다는 것인데 이는 내용물이 부패할까 염려하기 때문일 것이다. 우리는 일단 된장과 간장을 갈라 항아리에 담아 놓고 나면 일부러 저어주는 일은 없다. 특히나 된장의 어원이 '되다'에서 보듯이 너무 되기어 된장을 저어줄 수도 없다. 중국 된장은 장을 담근 지 한 달이 지나면 먹기 시작하지만 우리 된장은 최소 6개월 이상은 되어야 먹는 것으로 알았다. 콩으로 담근다고 다 똑같은 된장이 되는 것은 아닌 모양이다.

위에 소개된 것이 전부는 아닐지라도 전반적으로 보면 중국 된장 만드는 법은 어딘가 어설프고 미숙해 보인다. 얼마 전 상해에서 온 중국인 한의사를 만나 물어보았는데, 일반적인 중국 사람들은 된장을 먹지도 않고 된장이 무엇인지 잘 모른다고 하였다.

외국에 메주가 있다

중국 진晋나라 장화 張華 라는 사람은 3세기경 『박물지 博物誌 』를 완성했다. 박물지는 동물, 식물, 광물뿐 아니라 잡다한 풍속에 대한 정보도 들어 있어, 고대 문화를 이해하는 중요한 문헌으로 알려져 있다. 『박물지』에 따르면 "외국에 시 만드는 방법이 있다 外國有豉法 ."고 하였다. 시 豉 는 지금으로 말하면 메주에 해당한다. 그때의 사람들도 삶은 콩은 시간이 가면 썩게 되지만 일단 시 또는 장으로 만들어 놓으면 오래 저장할 수 있다는 것을 알고 있었던 것 같다. 『박물지』에서 시를 외국원산이라고 했으니 메주는 적어도 중국 것이 아니라는 얘기다. 그런데 『박물지』에서 말하는 외국이란 도대체 어디일까. 당시 중국만큼이나 문화가 발달하고, 발효에 적합한 환경을 가진 중국의 동북부, 즉 동이족의 나라가 아닐까.

철기시대부터 된장이 있었다

중국 사람들은 『주례 周禮』에 장醬에 대한 기록이 나온다고 하여 중국 장의 역사를 지금으로부터 3천 년 이상이라고 보고 있다. 하지만 확실히 해둘 것은 이때의 장은 짐승의 고기나 물고기 등을 소금에 절인 것으로 육장肉醬에 해당한다는 것이다. 육장은 새우젓처럼 소금을 뿌리면 완성되는 단순한 발효 식품이다. 두장 豆醬 은 육장과는 비교가 되지 않을 정도로 고도의 기술이 필요하다는 것이 내 생각이다. 두장의 발달은 여러 제반여건이 성숙했을 때 가능했을 것이다. 먼저 딱딱한 콩을 삶을 수 있어야 했다. 콩을 무르게 삶게 된 후에야 비로소 메주 띄우기, 간장과 된장으로 나눠 각각 숙성하기 등의 '복잡한 발효'가 오랜 기간에 걸쳐 완성되었을 것이다. 중국 측의 기록을 참고해 보면, 두장이 처음 보이는 문헌은 AD 90년에 왕충 王充이란 사람이 펴낸 『논형 論衡』에서다. 거기에는 "세상 사람들은 두장을 만듦에 천둥소리를 듣고 만든 장은 집에 두고 봄까지 가는 것을 바라지 않는다."는 말이 있다. 고온다습하여 장이 썩기 쉬운 장마철에는 장을 담지 않을을 시사하는 것으로 장을 담는 계절에 대해 언급한 듯하다.

된장도 오리지널이 좋아

우리 민족이 지금과 비슷한 장을 먹게 된 것은 '고려장 醬'이나 고려취 高麗臭'로 인근 나라들에게 알려졌다고 하는 것으로 보아 기원전, 후가 될 것 같다. '고려취'를 두고 고구려 사람들의 냄새라고 해석하면 그리 좋은 이미지가 아니지만, 장 醬이 미생물을 이용한 발효의 산물이라는 점을 생각하면 고구려 사람들은 '과학적인 음식'을 먹는다는 의미로 해석할 수도 있다. 여기서 간과하지 말아야 할 것은 장을 담그려면 우선 콩을 무르게 삶아야만 한다는 것이다. 흙으로 만든 시루를 이용해서는 딱딱한 콩 수분함량 12%을 푹 찔 수가 없다. 콩을 삶으려면 물이 새지 않고 불에 오래 견디는 도구의 사용, 특별한 철제솥의 사용이 필연적이었을 것이다.

고구려 사람들이 일찍부터 콩을 먹고 특히 콩으로 장을 담가 먹었다면 철기시대를 빨리 맞이했을 가능성이 높다. 관련 학계에서는 한반도의 철기시대를 기원전, 후 무렵으로 보고 있는데 이는 고구려가 막 나라를 형성하기 시작한 시기와 맞물려 있기도 하다. 이런 생각을 하면서 '부엌'이

라는 부제가 붙어 있는 고구려 벽화 _{안악고분 3호}를 본다면 '솥 이상의 의미'
를 보게 된다.

　얼마 전, 우리 된장이 중국의 한 TV에 소개된 일이 있었다. 당시 프로
그램 진행자는 한국인들은 발효식품인 장 없이는 살 수 없고, 된장과 고
추장은 항암효과가 탁월하다고 소개했다. 이어 한 신문은 "한국의 된장,
고추장은 한국의 역사만큼이나 오래되었고, 한국의 대표적인 장 생산지인
순창군에는 90세 이상 장수 노인이 수두룩하다."고 소개하였다. 된장의
효능이 알려지게 되자 많은 중국 사람들도 된장을 맛보기 위해 한국 식
당을 찾는 행렬이 이어지고 있다는 것이었다. 이처럼 우리 전통된장의 맛
과 영양, 건강에 좋은 면이 충분히 홍보된다면 중국에서도 웰빙음식으로
자리 잡게 되는 것은 시간문제가 아닐까 한다. 된장은 우리에게 주어진
자연과 환경을 최대한 이용해서 만든 우리 민족의 오리지널 전통음식이
다. 아무리 겉모양이 비슷해도 이미테이션과 오리지널의 가치는 하늘땅만
큼 크지 않은가.

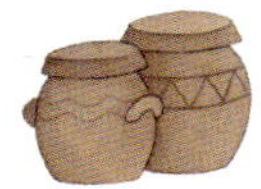

초콜릿보다 콩엿

머리 '두頭'란 글자에 '콩豆'이 들어 있는 것은 아무리 생각해 봐도 신기한 일이다. 한문은 상형글자에서 출발했을 터인데 어찌 우리 뇌와 콩이 연관이 있는지 알게 되었을까. 아니, 머리뿐 아니라 몸體에도 '콩豆'이 들어 있으니 놀랍고 놀라운 일이다. 우리는 현대 과학 덕분에 비로소 콩의 영양분이 뇌의 구성성분이 되며 또 몸의 구성성분이 된다는 것을 알게 되었는데 말이다. 두란 글자는 처음엔 콩의 의미가 아니라 제기祭器를 의미했다고 하는데 그래도 놀라움은 마찬가지다. 뇌의 구성 물질 중 많은 부분을 차지하고 있는 것은 지질이고 그 중에서도 인지질의 일종인 레시틴이 가장 많다. 레시틴은 수분을 제외하면 두뇌성분의 총 30%를 차지하는 물질이다. 뇌에 레시틴이 가장 많다는 것은 우리가 끊임없이 음식으로 레시틴을 섭취해 주어야 한다는 것을 말해 준다.

흔히 하는 말로 우리나라 사람들은 세계에서 가장 머리가 좋다고 한다. 스위스의 한 대학에서는 세계 185개국을 대상으로 GDP와 IQ의 상관관계를 조사한 일이 있었다. 결과는 잘사는 나라일수록 대체로 머리도 좋다는 것이었는데 IQ가 높은 나라 순서는 홍콩, 한국, 일본, 대만, 독일, 중국, 싱가포르 순이었다. 홍콩은 도시국가인데다 중국에 병합되었으니, 세계에서 가장 IQ가 높은 나라는 바로 우리나라라고 해도 과언이 아니다. 그 보고서의 부연 설명에는 태평양 연안국 국민들의 IQ가 높다고 되어있었는데 태평양 연안국이라면 아시아만 있는 것이 아니다. 좀 무리한 결론이기는 해도 내게 '머리 좋은 나라'란 바로 '콩을 먹는 나라'들로 보였다. 여러 모로 콩의 레시틴 말고 이들 나라들에서 또 다른 공통점을 찾을 수 있는가? 다만 머리가 좋은 나라가 꼭 잘 사는 나라는 아니라는 것은 '행복이 성적순이 아닌' 이유와 같다고 본다. 얼마 전 일본에서 끝난 '국제 기능올림픽'에서 우리나라는 또 종합우승을 차지했다. 이는 총 39번의 대회 중에서 통산 15번째의 우승이라고 하니 실로 놀라운 일이 아닐 수 없다. 이를 두고 엘리트 교육이니 기능에만 너무 치중한다느니 하며 애써 폄하할 필요는 없다는 생각이다.

토막상식

두뇌 식품

치매환자 50명에게 **콩**에 많이 들어 있는 PS(PS: Phosphatidyl Serine)를 일정량 투여했다. 그 결과 평균적으로 기억력은 13.9년, 학습 능력은 11.6년, 전날 본 사람의 인지능력은 7.4년, 10자리 숫자 암기 능력은 3.9년 젊어졌다고 한다. 이런 실험을 토대로 미국에서는 이미 10년 전부터 PS가 치매 치료제로 쓰이고 있다. PS는 인지질의 일종으로 콩에 아주 많이 들어 있다.

두뇌식(頭腦食)

한 자료에 따르면 동양사람들이 머리가 좋은 것은 오래전부터 쌀농사를 지어왔기 때문이라는 의견이 제시되었다. 그렇지만 IQ가 좋다는 것이 꼭 창의적이거나 과학적이라는 것은 아니라는 말도 덧붙였다. 쌀농사는 밀농사보다 훨씬 손이 많이 가고 궁리를 많이 해야 지을 수 있다고 한다. 말하자면 오랜 세월 주어진 환경을 극복하려고 머리를 써왔기 때문에 두뇌가 발달했다는 설명이다.

우리나라 사람들이 머리가 좋다는 이유를 '우리가 먹는 것'에서 찾아보고자 한다. 미국의 신경학자들이 연구한 바에 따르면 "콩에서 추출한 포스파티딜 세린은 뇌세포의 막을 강화시켜 세포가 파괴되는 것을 막아준다."고 한다.

과거, '힘이 곧 권력'이었던 때도 있었지만 지금은 '정보가 곧 권력'인 시대다. 현대를 잘 살아가기 위해서는 정보를 처리하는 능력, 즉 머리가 좋아야 한다. 사회가 다양해지면서 뇌가 처리할 정보의 양과 종합적인 판단을 요구하는 일은 점점 많아지고 있다. 말하자면 아이들의 머리를 좋게

토막상식

레시틴을 인정한다

레시틴은 우리나라 식약청이 지정하는 건강기능성 물질이다. 아무리 좋아도 콩을 건강기능식품으로 광고하면 안 되지만 레시틴은 그 효능을 드러내 놓고 광고해도 되는 것이다. 레시틴이 인정받는 이유는 첫째, 세포막의 구성성분이라는 점이고, 둘째, 혈행을 좋게 한다. 지방성분들은 혈액 속을 자유롭게 이동할 수 없는데, 러시틴은 지방성분을 둘러싸서 이동하기 쉬운 형태로 만들어준다. 셋째, 뇌에는 기억력을 좋게 하 주는 아세틸콜린이라는 정보전달물질이 있는데, 레시틴은 아세틸콜린의 원료가 된다. 넷째, 항산화제의 역할이다. 레시틴은 활성산소를 차단해 건강한 세포를 유지하는 데도 커다란 역할을 한다.

하기 위해서는 '두뇌식 頭腦食'이 필수인데 그 두뇌식의 대표가 바로 콩인 것이다. 이는 두뇌 세포가 가장 필요로 하는 물질이 레시틴이기 때문이다. 동양사람들이 예부터 콩음식을 먹으면서 자연스럽게 레시틴을 섭취해 왔던 것에 반해 현재 많은 서구인들은 레시틴 분말을 영양보조제로 먹고 있다. '포스파디딜 세린'은 레시틴 성분 중 하나이고, 레시틴은 콩이 가진 여러 기능물질 중 하나라는 점에서 우리가 매일 먹는 콩 음식이 얼마나 중요한지 알 수 있다.

콩엿을 먹을까 초콜릿을 먹을까

아이들이 공부를 잘하기 위해서도, 또 노인들의 건망증과 치매증상을 예방하기 위해서도 평소에 레시틴이 풍부한 콩을 많이 먹는다는 것은 정말 중요한 일이다. 하지만 콩 음식 중에서도 예를 들어, 매일 두부만 먹는 편식을 한다면 앞서 말한 '레시틴의 효과'를 오롯이 기대할 수는 없다. 두부는 콩의 단백질만을 취하고 다른 영양물질들은 비지로 걸러내기 때문이다. 물론 레시틴은 콩에만 들어 있는 것이 아니라 고기나 생선, 계란에도 많이 들어 있다. 하지만 콩에는 육류나 계란에 들어 있는 레시틴의 양보다 3~4배가 더 많이 들어 있다. 원래 레시틴 lecitin 이란 말은 그리스어의 계란 노른자 lecithos 에서 유래됐지만 가격이 저렴하고 구하기 쉽다는 점에서 이제는 레시틴이라고 하면 바로 콩 레시틴을 주로 의미하게 되었다.

재미있는 것은 우리에게는 중요한 시험을 앞두고 엿을 주고받는 전통이 있다는 것이다. 레시틴은 콩에도 많지만, 레시틴이 정말 많이 들어 있는 식품은 뜻밖에도 엿기름이다. 엿기름을 이용하는 음식에는 식혜와 고추장이 있다.

엿기름은 보리의 싹을 당화시킨 것으로 엿을 만드는 주재료다. 그러므로 시험 전에 엿을 먹는다는 것은 과학적으로 보아도 상당히 일리 있는 전통이 아닐 수 없다. 그 중에서도 레시틴이 풍부한 콩과 엿기름이 합쳐진 '콩엿'은 금상첨화가 아닌가한다. 하지만 최근 유행하듯이 엿 대신 사탕이나 초콜릿 등을 주고받는다던 기억력을 극대화시키는 '레시틴 효과'는 기대할 수 없을 것이다. 앞어 열거한 IQ가 높은 나라들 중에서 독일은 콩(대두)을 일상으로 먹는 나라는 아니다. 하지만 엿기름, 즉 맥아를 원료로 하는 맥주는 많이 마신다는 점을 보면 '레시틴의 효과'를 확신해도 좋을 것이다.

콩은 레시틴이 풍부하게 들어 있는 최고의 두뇌 식품으로 어릴 때부터 꾸준히 먹는 것이 중요하다는 결론을 내릴 수 있다. 콩은 어쩌다 먹어야 하는 식품이 아니라 날마다 먹어야 하는 일용양식이 되어야 한다. 우리에게는 매일 먹어도 질리지 않게 두부, 콩나물, 된장, 간장, 청국장, 고추장과 같은 다양한 콩 가공식품이 있다.

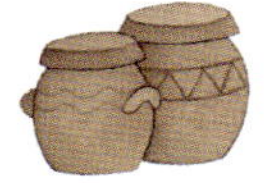

바이오 식품

먹다 남은 빵이나 밥, 떡을 상온에 두다 보면 색색의 곰팡이들이 달라붙어 있는 것을 볼 때가 있다. 동물이나 식물이 모양과 성질에 따라 별별 이름이 다 있는 것처럼 모습을 드러내지 않는 미생물도 그 모양과 성질에 따라 다양한 이름이 존재한다.

곰팡이는 균사를 형성하기 때문에 눈에 잘 띄지만 세균은 곰팡이보다 크기도 작고 균사를 생성하지 않기 때문에 눈에 띄지 않는다. 메주를 소금물에 넣게 되면 그때부터 곰팡이와 세균은 휴지상태에 들어가고, 대신 알코올을 생성하는 효모라는 미생물이 활동하게 된다.

옛날 어른들은 '뜬다'라고 해서 그랬는지 간장에 있는 미생물을 '뜸팡이'라고 불렀는데 간장 위에 흰 꽃처럼 동동 떠 있는 그것들이 효모의 본 모습이다. 효모는 산소가 충분한 상태에서는 단독으로 활동하지만 산소가 부족한 상태에서는 세포끼리 뭉쳐 활동하는 특성이 있다. 그러고 보면 맛있는 장은 장독대 근처만 가도 단내가 난다는 말을 하곤 했는데 그만큼 효모의 작용이 활발했다는 의미였을 것이다.

된장균은 강하다

우리 몸속에는 약 100조 개의 세포가 있고, 또 그만큼의 미생물이 있다고 하는데 만약 미생물이 존재하지 않는다면 인간도 생명을 영위할 수 없다는 말이 된다. 우리 주위에 있는 대부분의 균은 중간 균에 속하는데 중간 균은 환경이 좋아지면 유익균이 되고 환경이 나빠지면 유해균이 된다. 아마도 100% 선한 사람도 100% 악한 사람도 존재하지 않는다는 것과 마찬가지로 생각된다. 그런데 나쁜 균으로 분리되는 균은 1% 정도밖에 되지 않는다고 하니 균을 너무 두렵게만 생각하지 않아도 될 것 같다. 대표적인 좋은 균은 우리 몸속의 장내에 살고 있는 유산균인데, 장내의 나쁜 균과 싸우면서 항생물질을 분비하는 역할을 한다. 문제는 우리가 유산균을 포함한 음식을 섭취한 이후에 강력한 위산을 분비하는 위를 어떻게 통과하느냐이다. 최근의 연구에 의하면 죽은 유산균도 장내에 들어가서 다른 활성 유산균의 먹이가 되기 때문에 좋다고 한다. 그래서 그런지 시중의 유산균 음료업체들은 서로 '장까지 살아가는 유산균'을 홍보하느라 정신이 없다.

유산균乳酸菌은 처음 우유에서 분리해내서 생긴 이름이지만 된장과 청국장, 김치에도 종류가 다른 유산균이 많이 들어 있다. 장내에 유산균이 많이 생존한다는 것은 서바이벌 게임에서 살아남은 '강한 균'이 많다는 뜻이다. 그런데 된장의 유산균은 약 20%의 소금물에도 살 수 있는 내염성 균이고, 섭씨 100℃에서도 견뎌내는 내열성 균이다. 된장을 만드는 균이 끓는 온도에서도 잘 견디는 내열성이고 또 죽은 유산균까지도 몸에 좋다고 하니 그동안 우리가 된장찌개를 허투루 먹어온 것이 아님은 분명하다.

메주에 소금물을 붓고 얼마간 있으면 부글부글 끓듯 거품 모양의 효모들이 모습을 드러낸다. 40~60일 후 간장과 된장으로 가를 때는 눈에 보이는 효모와 불순물들은 다 걸어내야 한다. 효모가 너무 많으면 김치가 시어지듯이 된장도 신맛이 날 수 있기 때문이다. 한편 와인을 만드는 효모들도 온도 20~25℃ 전후에서 활발하게 활동하는데 이때 포도에 붙어 있는 효모에 의해 알코올이 생성된다. 인간을 비롯한, 무릇 생물의 호흡이란 포도당을 천천히 연소시켜 에너지를 발생시키는 것이다. 만약, 이때 산소가 너무 많으면 발효에 방해가 될 것이고, 또 산소가 전혀 없다면 미생물들은 죽게 될 것이다. 발효란 산소가 충분치 않은 환경 속에서 포도당이 불완전하게 연소하면서 알코올과 유기산이 만들어지는 과정이다. 예를 들어 된장과 김치가 발효될 때는 유산균과 효모의 작용으로 고유의 맛을 내게 된다.

메주와 누룩

예전부터 술이나 장을 만들 때는 발효촉진제 스타터 로 누룩곰팡이를 이용해 왔다. 누룩을 만들 때는 당화를 빨리, 쉽게 하기 위해서 쌀이나, 조, 밀을 이용했다. 지금도 술이나 고추장을 담글 때는 다양한 곡류를 발효시킨 누룩을 이용한다. 하지만 전통 장을 담글 때는 누룩이 아니라 콩만을 발효시킨 메주를 이용한다. 메주와 누룩의 차이점을 생각해보면 첫째,

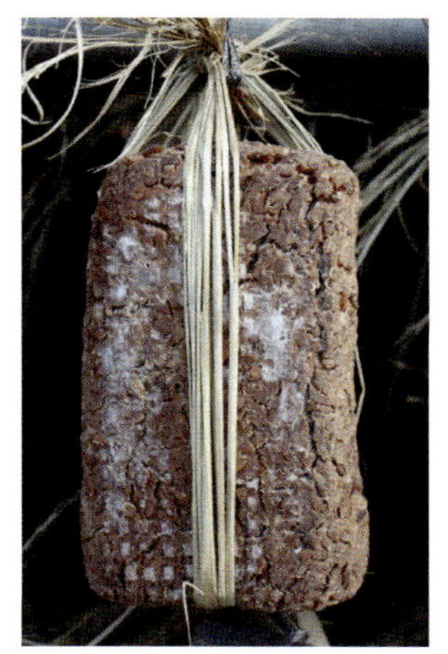

누룩에는 곰팡이가 주±균이지만 메주에는 곰팡이와 세균이 함께 작용한다는 것이다. 둘째, 누룩은 여러 곡물을 이용하지만 메주는 콩만을 이용한다. 셋째, 누룩과 메주는 발효촉진제의 역할을 하는 것은 같지만 메주에는 미생물이 이용할 영양분이 더 많다는 사실이다.

메주의 표면에는 주로 곰팡이가 피고 메주 내부에는 세균이 작용하는데, 소금물에 메주를 담가 놓으면 비로소 효모의 활동이 시작된다. 자연의 다양한 미생물을 이용하는 으리 전통장이 단일 배양균을 이용하는 일본 된장과 시중의 공장된장보다 3배 이상 항암효과와 혈전용해효과가 우수하다는 것은 당연한 결과로 보인다. 그것은 전통장이 만들어지기까지 메주 띄우기, 장 담그기, 된장과 간장 가르기 등 각 과정마다 미생물들이 잘 생존할 수 있도록 적절한 환경을 만들어 주었기에 가능한 일이다. 그 옛날 우리 조상들이 만들기 시작했던 된장은 이제 '바이오 식품'이란 관점에서 재평가되어야 한다.

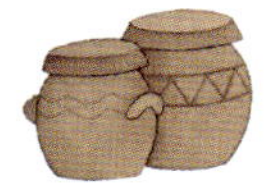

평생 다이어트에 성공하는 법

만약 우리가 무인도에 떨어져 콩 한 자루로 겨울을 보내야 한다면 어떤 방법으로 생존할 수 있을까? 제2차 세계대전 때 일본 군인들에게 지급되었던 최후의 보급식량이 한 자루의 콩이었다는 말이 있다. 이 이야기가 사실인지 아닌지는 모르지만 적어도 콩의 중요성을 말해 주는 일화라고 생각된다.

다이어트는 '음식 조절'이란 말도 되고, 또 '체중을 줄이거나 건강을 위해 제한된 식사'라는 의미도 있다. 더 현실적인 의미에서는 '살빼기', '조금 먹기'의 뜻도 있을 것이다. 요즘에는 사과, 포도, 요구르트 등 한 가지만 먹는 '원푸드' 다이어트가 유행하기도 하는데, 가장 주목을 받았던 것은 주로 단백질만을 섭취하는 '황제 다이어트'가 아닌가 한다. 참고로 황제 다이어트를 주창했던 앳킨슨이라는 사람은 키 180㎝에 몸무게 116㎏이 넘는 거구로, 심장발작과 고혈압 등에 시달리다 72세 나이로 사망하였다고 한다. 짧은 기간에는 어떨지 모르지만 장기적으로 한 가지 식품에만 의존하는 다이어트는 영양의 균형을 중시하는 현대 영양학의 관점에서는 이해하기 힘든 일이다. 아무리 탄수화물이나 지질을 많이 먹어도 단백질을 만들 수는 없지만 단백질은 탄수화물이나 지질로의 전환이 가능하다. 이것이 단백질 다이어트가 생겨났던 이유라고 생각된다. 하지만 단백질의 과잉섭취는 칼슘의 부족, 신장의 부담, 케톤체의 증가 등 부작용도 수반되므로 아무리 중요하다고 해도 단백질만을 먹을 수는 없는 일이다.

한 덩어리 영양소

우리에게 가장 중요한 5가지영양소라고 하면 단백질, 탄수화물, 지방, 비타민, 무기질이다. 그런데 시대정신이란 것이 있듯이, 시대마다 강조되는 영양소가 따로 있는 것 같다. 내가 영양학을 배웠던 시절에는 뭐니뭐니해도 단백질, 그 중에서도 동물성 단백질 섭취가 영양식단의 궁극적인 목표였다고 해도 과언이 아닐 정도였다.

지금은 돼지고기나 닭고기도 저렴한 편이고 또 수입산 쇠고기도 넘쳐나다 보니 어느 집이고 아무 때나 고기반찬을 먹는다는 것은 대수로운 일이 아니게 되었다. 하지만 예전의 영양사들에게는 회사의 식단이나 가정의 식단을 짜거나 동물성 단백질과 식물성 단백질의 비율을 1:3으로 맞추는 것, 즉 하루에 섭취해야할 동물성 단백질을 적절히 메뉴에 포함시키는 것이 제일 신경써야 하는 부분이었다. 물론 지금도 단백질의 중요성이 덜해진 것은 아니지만 상대적으로 부족해지기 쉬운 비타민과 미네랄이 보충 영양소로 더 각광을 받고 있는 것이 현실이다. 옛날 사람들은 밥심으로 산다고 할 정도로 탄수화물을 중요하게 생각했지만 요즘엔 많이 먹으면 살찐다는 이유를 들어 탄수화물 식품이 외면당하기도 한다. 고깃집에라도 가면 많은 여성분들은 고기와 채소를 주로 먹고 밥은 한두 숟가락에 그치는 경우도 많다. 지질의 경우는 단백질, 특히 동물성 단백질을 섭취할 때 함께 먹게 되는 경우가 많아 문제가 된다. 하지만 어떤 영양소는 중요하고 어떤 영양소는 덜 중요한 것은 아닌 것 같다. 단백질, 탄수화물, 지질 등의 중요 영양소는 우리가 모두 다량 필요한 영양소이고, 비타민, 무기질, 섬유소는 미량이나마 역시 날마다 먹어야 하는 필수 영양소이다. 우리가 먹어야 되는 영양소들은 풀풀 날리는 가루가 아니라 모두 한 덩어리로 된 뭉쳐진 빵 반죽 같은 것이기 때문이다.

과잉영양이 문제다

진정한 의미에서 인류가 배불리 먹게 된 것은 20세기 들어서라고 한다. 이 말은 20세기 전에는 동양이나 서양이나 굶주리기는 매한가지였다는 말이 된다. 물론 지금도 지구 전체가 모두 잘 먹고 사는 것은 아니지만, 한편에서는 과잉영양이 큰 문제가 되고 있고 또 한편에서는 기아에 시달리고 있는 것이 사실이다. 19세기엔 평균수명이 40~45세였지만 현재의 평균수명은 80세에 이른다. 요즘 사람들이 장수하는 것은 분명하지만 '병상에 누워 십 년'이란 말이 공공연하게 있을 정도로 장수와 건강은 동의어가 아니다. 옛날엔 먹을 것이 없어서 '불량 영양' 상태가 되기 쉬웠다면 지금은 영양의 과잉으로 '불량 영양' 상태에 놓여 있기도 하다. 나쁜 영양으로 인한 대표질병은 비만이다. 단백질이나 탄수화물도 쓰고 남으면 피하지방으로 저장이 된다. 올바른 다이어트는 탄수화물과 기름진 것만 피해서 되는 것이 아니라 많을수록 좋다고 생각되는 단백질의 적절한 섭취도 요구된다고 하겠다.

날마다 필요한 영양소는 총 40~50가지로 필수 아미노산 10종, 필수지방산 3종, 비타민 13종, 미네랄 16종 이상, 섬유소 등이다. 콩 대두 에는 단백질이 40% 이상이 들어 있는데 물론 우리가 필요로 하는 필수 아미노산 모두를 가지고 있으며 필수지방산, 비타민, 미네랄, 섬유소 등도 풍부하게 들어있다. 특히 고기나 계란의 단백질이 26% 정도임을 감안할 때 콩에 얼마나 많은 단백질이 들어 있는지 알 수 있다.

하루 필요한 단백질 양은 얼마인가?

단백질이 몸에 소화흡수되는 비율을 조사한 것이 단백가인데 단백가는 콩보다 계란, 우유, 육류 등 동물성 식품이 높다. 하지만 콩을 먹을 때 다른 곡류나 동물성 식품, 견과류 등과 함께 먹게 되면 단백질의 효율은 훨씬 좋아진다. 부족해도 과해도 안 되는 단백질 섭취, 하루에 얼마나 단백질을 섭취해야 할지 알아보자. 영양학자들은 하루에 필요한 전체 에너지 중 단백질에서 15~20%, 탄수화물에서 60~70%, 지질에서 15~20% 정도 섭취하면 좋다고 한다. '큰 덩어리의 스테이크'에 '조그만 빵 덩어리', '채소 한 줌'을 먹는 서구의 일반적인 식단은 단백질과 지질의 과잉, 비타민과 무기질의 부족으로 이어지기 쉽다. 서울대 노화연구소에 따르면 '채소는 많게 육류는 적게' 먹는 우리나라의 보편적인 밥상이 과일과 올리브유로 대표되는 지중해식단보다 탄수화물, 지질, 단백질의 비율이 더 이상적이라고 밝힌 바 있다. 우리나라 영양학자들은 한국인에게 적합한 단백질 권장량으로 몸무게 1kg당 1g 정도를 권장하고 있다. 만약 체중이 60kg인 사람이라면 하루 필요한 단백질의 양은 60g 정도. 만약 '치즈가 듬뿍 든 피자 한 판'과 '피클 몇 조각', '콜라 한 병'으로 식사를 끝냈다면 동물성 단백질만 잔뜩 먹는 꼴이 된다. 어쩌다 한 번이 아니라 주기적으로 이런 패턴의 식사가 계속될 경우 비만과 혈관계질환이 그 결과가 될지도 모른다.

콩이 들어있는 식품

얼마 전까지 서구는 아예 콩 대두의 존재를 몰랐었고, 그 존재를 아는 지금도 식습관과 식문화의 차이로 대두를 직접 식용에 이용하지 않는 편이다. 그러므로 서양에서 유래되고 발달해 온 식품영양학에서 콩에 대한 평가, 즉 대두에 대한 평가를 올바로 내리기엔 한계가 있었을 것으로 보인다. 혹시 여러 자료를 보다가 콩 단백질의 가치가 너무 낮게 표현되어 있거나 동물실험결과 등이 우리의 상식과 다르다면 그것은 대두가 아니라 단백질이 12% 정도인 완두콩이나 강낭콩 등에 대한 자료가 아닐까 의심을 해 볼만 하다.

평소 식사를 하면서 단백질을 얼마나 먹고 있는지 따진다는 것은 매우 어려운 일이다. 여기서 우리가 흔히 먹는 콩 음식에는 얼마의 단백질이 포함되어 있는지 알아보자. 체중 60kg인 사람의 경우 매끼당 20g 정도의 단백질을 먹어야 한다. 이것을 식물성과 동물성으로 나누어 보면 각각 15g과 5g이다. 완두콩밥에 들어 있는 단백질량은 8g이고, 북어콩나물국 한 그릇에는 21g의 단백질이 들어 있다. 아침에 북어콩나물국 한 그릇이면 한 끼 분량의 단백질이 다 보충된다. 다양한 형태로 콩 음식을 섭취할 수 있는 우리 전통식단은 동물성 단백질과 지질의 과잉섭취를 막아주고 영양의 균형을 찾을 수 있는 최고의 밥상이다. 매일 밥상에 여러 가지 콩 음식을 꾸준히 올리는 것이 평생 다이어트에 성공하는 가장 확실한 방법이라 믿는다.

- 콩 음식에 들어 있는 단백질 함량(1인 1회 분량)

음 식	단백질 함량
완두콩밥	8g
콩나물된장국	6g
콩조림(작은 접시)	8g
두부양념조림	10g
굴두부찌개	11g
청국장찌개	12g
콩나물비빔밥	14g
북어콩나물국	21g

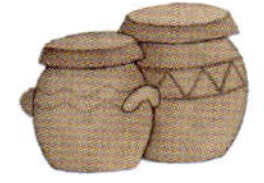

하루에 콩 얼마큼 먹을까

콩이 몸에 좋다는 것을 모르는 사람은 아무도 없다. 하지만 가끔 콩을 너무 적게 먹는 것은 아닌지, 아니면 너무 많이 먹는 것은 아닌지 의문이 생길 때가 있다. 미국 FDA는 1999년 미 국민이 먹어야 할 콩 단백질의 양을 정해 놓았다. 그런데 문제는 콩 자체가 아니라 콩 단백질이 권장되고 있다는 점이다. FDA는 '콩 단백 25g은 관상동맥질환에 좋다.'라는 문구를 콩 단백이 들어가는 제품에 쓸 수 있도록 허용하였다. 서구에서의 콩의 역사는 얼마되지 않았지만 서구에서 발달한 과학에 힘입어 '콩의 과학'이 알려지게 된 것이다. 그 덕분에 예전에는 습관적으로 먹어왔던 콩이 사실은 인간의 건강과 장수에 아주 유익한 식품이라는 사실을 속속들이 알게 되었다.

콩조림 한 숟가락+된장 한 숟가락+두부 1/3모

콩 단백질 25g이라면 콩으로는 60g, 즉 큰 숟가락으로 4숟가락은 먹어야 한다. 보통 컵의 1/3에 해당되는 양이다. 최근 들어 콩의 효능에 대해 설명할 때는 미국의 영향 탓인지 '콩 단백 25g'이 '전가의 보도'처럼 인용되고 있는 실정이다.

한국, 중국, 일본 동양 3국 중에서 하루에 먹는 콩 섭취량을 비교해 보면 중국이 평균 10g, 우리나라는 25g, 일본은 30g 정도다. 우리의 경우 얼마 전까지만 해도 콩 섭취량이 20g 정도였는데 콩이 몸에 좋다는 것이 언론에 의해 많이 알려지면서 요즘 콩 섭취량도 많이 늘어나게 되었다. 하지만 다른 식품처럼 콩 섭취량도 개인마다 아주 편차가 심하다. 평균이 이 정도라는 것이지, 어떤 사람은 하루에 콩 한 숟가락도 먹지 않는 사람도 있을 것이다. 이 책은 바로 평균을 깎아먹고 있는 사람, 즉 콩을 많이 먹지 않는 사람들을 위한 글이라 할 수 있다.

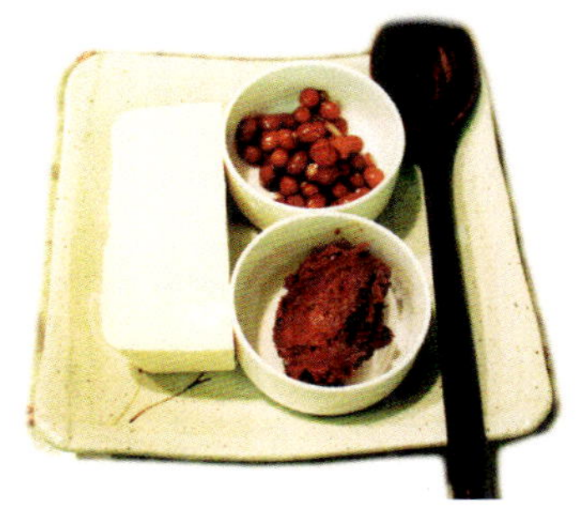

우리나라의 경우, 대한영양사협회에서 나온 자료를 참고해 계산해보면 1일 콩 권장량은 30g정도 콩류 및 콩 식품 포함 가 된다.

동양인들에게 대장암이 적은 이유

오키나와 사람들의 콩 섭취량은 세계에서 가장 많다. 그들이 먹는 콩의 양은 하루 평균 60~120g으로 우리나라 사람들이 먹는 양의 3배 정도가 된다. 오키나와의 장수노인들은 식물성과 동물성을 거의 반반 정도로 먹고 있는데 된장, 두부를 포함한 콩류의 섭취횟수는 1주일에 4.3회라고 한다.

전통적으로 콩을 많이 섭취하는 동양인들에게는 서양인에 비해 대장암, 유방암, 전립선암 등 호르몬 의존형 암이 적다고 알려져 있다. 일례로 대장암은 미국에서 폐암에 이어 두 번째로 높은 사망률을 보이고 있다. 우리나라에서도 서구형의 식사, 즉 고기를 많이 먹고 채소를 적게 먹는 식사가 보편화되면서 대장암 발병도 급격히 늘어나고 있는 추세이다. 대장암은 동물성 지방의 과다 섭취와 섬유질이 적은 음식을 섭취하는 경우에 많이 발생한다는 것은 이제 상식이다.

콩을 많이 섭취하는 동양 여러 나라에서는 심장병과 생식기 암 사망률도 서구에 비해 현저하게 낮은 것으로 나타났다. 예를 들면 우리나라 유방암 사망률은 미국의 1/10, 전립선암은 1/30 수준이다. 콩을 통째로 먹는 식습관을 가진 우리에게 미국의 '콩 단백' 권장 안은 그다지 실효성이

토막상식

무병장수의 꿈

일본의 가장 남쪽에 있는 섬, 오키나와는 패스트푸드의 영향으로 요즘은 예전과 많이 달라졌다지만 얼마 전까지만 해도 '무병장수의 꿈'이 실현되는 곳이었다. 오키나와 현의 어떤 마을 앞에는 "70세인 당신은 아직 어린아이에 불과하다. 80세면 청년이다. 90세에 조상이 당신을 초청하면 100세까지 기다리라고 말해라…"고 적혀 있다.

없어 보인다. 하지만 우리나라에서의 식생활도 동물성 단백질과 지질의 과다 섭취 등으로 질병 또한 서구형으로 바뀌어 가는 것을 생각해 보면, 족집게식의 콩 권장량은 의미가 있어 보인다. 우리나라도 이제 하루에 콩을 얼마 만큼, 또 어떻게 먹으면 좋을지, 보다 설득력 있는 가이드라인을 마련해야 될 때가 아닌가 한다.

콩은 유행식품이 아니라 웰빙 식품

우리 음식 중에 콩 단백질만을 모아놓은 콩 가공식품이 바로 두부다. 두부는 단백질이 70%나 되는 고단백식품으로, 이는 콩이 가진 단백질의 2배 정도가 된다. 문헌을 보면 으리 조상들은 새끼줄로 묶을 수 있을 정도의 단단한 두부도 만들었다고 하는데, 이런 두부의 형태는 고형 치즈와 비슷하지 않았을까. 오키나와 사람들은 하루 콩류 섭취량의 3분의 2 약 60g 는 두부로 먹고, 나머지는 미소국, 두유, 콩가루 등으로 먹는다. 참고로 일본이나 중국 사람들이 즐겨 먹는 것은 부드러운 연두부지만 우리나라 사람들은 연두부보다는 단단한 두부를 즐겨 먹는다. 오키나와 사람들이 즐겨 먹는 두부도 단단한 편이어서 볶음요리 등에 많이 이용되고 있다.

두부나 두유 말고 요즘 개발된 방법으로 가장 쉽고 편하게 콩을 먹는 방법은 청국장가루나 청국장환을 이용하는 것이다. 낫토를 먹는 것처럼 생청국장을 즐기는 사람도 있지만 대개는 익숙지 않아 계속 먹기가 쉽지 않다. 요즘은 생청국장을 먹는 방법이 많이 개발되고 있는데 김치나 김에 싸먹는 방법, 쌈장처럼 먹는 방법, 또 생청국장을 넣고 비벼먹는 방법도 있다. 아마 청국장환은 인진쑥환을 먹던 것에서, 청국장가루는 미숫가루에서 착안 됐을 가능성이 높다. 청국장이 한참 유행할 때는 동네 미용실이나 슈퍼만 가도 주인이 먹고 있는 청국장환이 쉽게 눈에 띄곤 했는데, 요즘은 그 열기가 많이 가라앉은 것 같다. 만일 현재 충분히 콩을 먹고 있지 않다고 생각되면 당장 콩을 어떤 방법으로 많이 먹을까 생각해 보아야 한다.

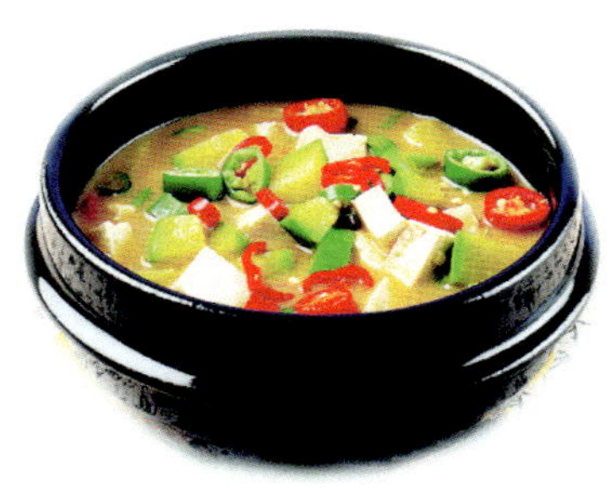

콩 전체를 먹자

뒤늦게 '콩이 좋다'는 것을 알게 된 서구에서는 콩 단백, 콩 지질, 콩 레시틴, 콩 이소플라본 등 콩을 분리해 유용 성분을 취하려고 한다. 하지만 그들이 우리처럼 콩을 통째 먹는 발효방법을 배운다면 콩 분리만으로는 얻을 수 없는 또 다른 영양분을 얻게 된다는 사실도 알게 될 것이다.

예를 들어 콩을 발효해 청국장을 만들었을 때를 보면 몇 가지 영양분이 늘어나는 것을 볼 수 있는데 특히 비타민 B군의 변화는 놀라울 정도다. 비타민 B_1은 수용성인데다 열에 약하므로 처리과정에서 많이 손실됐을 것으로 보이지만 발효과정에서 50% 정도나 증가하고 비타민 B_2는 거의 3배나 증가한다. 또 콩에 전혀 없었던 비타민 B_{12}가 생겨나는 것을 볼 수 있다. 비타민 B_{12}는 '에너지 비타민'으로 엄격한 채식주의자들에게 종종 나타나는 악성빈혈 등에 꼭 필요한 영양소로 알려져 있는데 주로 동물성 식품에 많이 들어 있다. 그런데 원래 콩에는 없었던 비타민 B_{12}가 콩을 발효시키면 새롭게 생겨난다는 사실은 동물성 단백질을 꺼리는 사람들에게는 복음과 같은 소리가 아닐 수 없다. 육식을 기피하는 사람들에게, 세계의 채식주의자들에게 우리의 청국장, 된장이 소개되어야 하는 이유가 바로 이런 점에도 있다 하겠다.

오키나와가 기준인가?

미국 FDA가 권장하는 콩 단백 25g이나 오키나와 사람들이 먹고 있는 콩 60g을 단백질로 환산해 보면 거의 일치하는 양이다. 미국 FDA가 콩 권장량을 마련하면서 오키나와 사람들의 경우를 모델로 삼았는지 아닌지는 알 수 없다. 하지만 이것이 현대 과학이 권장하는 이상적인 콩 권장량이라면 우리나라 사람들은 지금보다 2배 더 콩을 먹어야 한다. 그러려면 매일 콩밥, 된장국, 콩나물, 두부, 청국장 등을 번갈아 요리해 먹어야 하는 것은 당연하지만 우리 일상의 식사에서 더 많은 콩을 추가로 먹는다는 것은 쉽지 않은 일이다. 그럴 때는 청국장환이나 청국장 가루, 또 두유가 대안이 될 수 있을 것이다. 콩을 싫어하는 아이들을 위해서는 두유를 이용한 쿠키나 청국장을 활용한 햄버거 페티 등 다양한 콩 요리의 개발이 필요하다 하겠다.

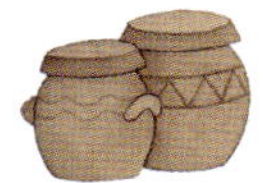

아토피가 있는 조카에게

오랜만에 만난 큰 조카는 벌써 아이의 아빠가 되었지만 아직도 아토피로 고생을 하고 있는 눈치다. 팔, 다리, 목, 얼굴까지 아토피로 고생한 흔적이 역력하다. 조사결과 요즘 아이들의 약 30% 정도는 아토피로 고생한다고 하는데 이 정도면 서구에서 사회문제가 되고 있는 비만과 쌍벽을 이룰 정도로 심각한 문제가 아닐 수 없다. 비만의 경우 비만이 될 때까지 오랜 시간이 걸리는데다, 또 맘만 먹으면 운동이나 다이어트 등을 통해 어느 정도 해결이 가능하지만 아토피의 경우 일단 증상이 나타나면 면역이 생길 때까지 치료가 어렵다는 데 그 심각성이 있다 하겠다.

장건강이 우선이다

아토피의 원인을 두고 화학물질이다, 환경의 역습이다 말들이 많지만 가장 직접적인 원인은 항원을 제공하는 음식에 있다할 것이다. 아토피 피부염의 원인이 면역체계의 이상에서 오는 것이라면 연고를 바르고, 집 진드기를 없애고, 비누를 바꾸어도 근본적인 해결책이 될 수 없다. 한의학계에서는 피부를 제2의 장腸이라고 보고 있다. 아토피를 치료하기 위해서는 무엇보다 건강한 장을 유지하는 데 일차적인 목표를 두어야 할 것이다. 아토피에 있어서 육류와 인스턴트식품, 화학조미료 등을 금하는 것은 필수이고, 자연식을 기본으로 해야 함은 물론이다. 아토피 치료식으로 주로 권장되고 있는 식품은 현미밥, 된장, 김치, 채소, 과일 등 식물성 식품인데, 한편에서는 식물성만 먹이다가 영양실조에 걸릴까 우려하는 목소리도 있다. 그런 점에서 아토피 증상도 개선시키면서, 고단백질식품원이 되는 최고의 식품은 콩이 아닐까싶다. 혹시 콩에도 알레르기를 보이는 아이가 있다면 된장, 간장, 청국장 등의 발효식품을 먹이다가 차츰 콩밥, 두부, 콩조림 등으로 콩의 양을 늘려 가면 될 것이다.

프로바이오틱스

핀란드 헬싱키 대학연구팀이 아토피 피부염이 있는 아이들에게 프로바이오틱스 약을 섭취하게 했더니 그 증상이 30% 정도 개선되었다고 발표하였다. 프로바이오틱스(probiotics) 박테리아란 비피더스균, 유산균 등 몸에 좋은 균을 아우르는 말로 대장 내의 균을 좋은 균으로 바꾸어주는 역할을 한다. 바로 김치, 된장, 청국장이 대표적인 프로바이오틱스 식품이다.

우리 전통식품인 된장과 김치, 청국장은 유산균이 듬뿍 들어 있다. 이들 모두 좋은 유산균 식품이지만 특히 된장은 전염성 질환을 일으키는 독소를 제거하고, 면역력을 높여주며, 장을 건강하게 하는 힘이 강하다. 된장에는 강력한 항염증작용을 하는 필수지방산 중 하나인 리놀레산이 50% 이상 들어 있고 피부보호 지질층을 구성하는 성분도 포함되어 있어 아토피에 탁월한 효과가 있다고 한다. 한국식품개발원과 연세대 의대 공동연구팀은 전통발효식품인 된장의 추출물이 특이적으로 면역증강물질의 증식을 증가시킨다고 발표하였다. 그런데 이러한 면역조절제는 삶은 대두에서는 발견되지 않고 된장에서만 발견되었다.

아이들이 흙(土)을 피해 생기는 병

강원도 화천에는 수십 명의 장애우들과 함께 '시골된장'을 담그면서 살아가는 목사님이 있다. 그분은 '돌팔이 임락경의 약이 되는 쓴소리'를 책으로 펴내기도 하였다. 저자는 아토피는 '아이들이 흙土 을 피해 생긴 병'이라는 절묘한 해석과 함께 '무엇보다 발효식품을 먹지 않아서 생긴 병'이라고 진단하였다. 즉 '아이 때부터 흙을 가까이하고 흙에서 나온 음식을 먹었으면 이런 증상이 없을 것'이라고 하였다. 그분이 실제 의사는 아니지만 자칭 '돌팔이 의사'라고 하는 데는 아이들과 장시간 생활하면서 실제의 치료경험이 많기 때문일 것이다.

아토피의 어원은 그리스말로 '이상한', '괴이한'의 뜻이다. 아토피는 비슷한 음식을 먹고 비슷한 환경 속에서 사는데도 면역이 약한 사람만 걸리는 이상한 병이다. 아토피를 치료하려면 의식주의 오염 원인을 찾아 함께 바꿔주어야 한다지만, 무엇보다 직접적인 효과를 기대할 수 있는 것은 뭐니뭐니해도 음식이 아닌가 한다.

아토피환자와 흙 그리고 된장에는 어떤 연관관계가 있을까. 흙을 가까이한다는 것은 사실 여러 미생물에 노출된다는 말이다. 여러 미생물과의 접촉 중에 우리 몸에서는 자연스럽게 미생물에 대항할 항체를 만들게 되는데 이것이 면역작용이다. 된장이 발효되는 환경을 생각해 보자. 메주를 만들 때 지푸라기를 묶어 주는 것은 지푸라기에 생존해 있는 고초균을 메주에 접종해 주고자 하는 것이다. 마른 풀잎에 잘 산다는 의미의 고초균 枯草菌: 바실러스 서브틸리스은 토양에서 유래된 토양균이다. 고초균은 고온과 저온에서도 각각 내성이 있는 그야말로 '강한 균'이다. 바로 우리나라 전통된장의 맛과 향의 주인공이 바로 고초균이다. 이렇게 어렸을 때부터 고초균이 살아 있는 된장을 많이 먹게 된다면, 웬만한 병원균에는 다 견딜 수 있는 내성이 길러지게 되지 않을까. 아토피가 있는 사람은 물론이고 자라나는 아이들에게 된장을 알게 하고 먹게 하는 것은 선택이 아니라 필수가 되어야 한다.

아토피에 콩이 좋은 이유

이처럼 장내환경을 개선하기 위해서는 유산균이 많이 필요한데 만약 아토피가 있는 아이가 된장과 김치를 싫어한다면 어떻게 해야 할까? 그때는 요구르트가 대안이 될 수도 있을 것이다. 하지만 시중의 요구르트에는 유산균 외에도 설탕과 식품첨가물이 많이 들어 있어 아토피가 있는 사람에게 완전한 식품이라고 말할 수는 없다. 이때는 유산균이 들어 있는 식품을 주는 것도 좋지만, 단백질이 풍부하고 장내 유산균을 증식시켜주는 식품에도 관심을 가져야 한다. 그 대표적인 식품이 콩이다. 콩에 많이 들어 있는 올리고당은 사람의 소화효소로는 분해되지 않고 대장 내에 있는 좋은 균의 영양공급원이 된다. 즉 콩을 많이 먹으면 좋은 균만이 선택적으로 증식되어 장내 유해균의 성장을 억제하게 된다. 채소를 먹을 때도 여러 식품첨가물이 들어 있는 마요네즈와 케첩을 이용하기보다는 전통된장이나 전통간장을 소스로 이용하면 좋다. 우리 전통장은 소화도 잘되고 미네랄도 풍부해 아토피 피부염 환자의 위와 장을 편하게 해 주는 데는 그만이기 때문이다.

사실, 조카들이 어렸을 때 피자와 햄버거, 아이스크림의 맛을 알게 해 준 것은 이모인 나였다. 그때는 언니네 집에서 직장을 다니던 시절이었는데, 월급날이면 종종 조카들에게 외식을 시켜주곤 했던 것이다. 언니네 집에서는 약 2년간 머물렀기 때문에 그 이후 아이들의 식생활이 어땠는지는 잘 모른다. 어린 시절 몇 번 패스트푸드를 사주었다고 아토피가 전적으로 내 탓이라고 할 수는 없겠지만 적어도 'M 햄버거'의 문을 일찍 열게 했다는 죄책감은 있다. 더 걱정이 되는 것은 그 조카가 낳은 아이가 감기도 잘 걸리고 설사도 자주 하는 등 잔병치레가 많다는 것이다. 조카에게 작년에 담가 놓은 된장이라도 좀 보내줘야겠다.

면역증강물질

최신양(한국식품개발연구원)에 따르면 된장의 추출물이 특이적으로 면역증강물질인 B lymphocyte의 증식을 증가시킨다는 것을 확인하였으며, 이러한 면역조절제가 삶은 콩에서는 발견되지 않고 된장에서 발견된다는 것은 자연계에 존재하는 다양한 미생물의 발효에 기인된 것으로 사료된다.

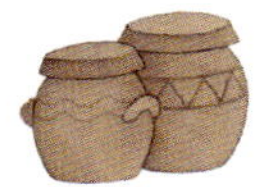

바실러스 서브틸리스

우리 전통된장은 속담에도 나와 있지만 '콩으로 메주를 쑤어야' 정상이다. 콩을 삶아 메주를 모양대로 성형하고 짚으로 엮어 처마 밑에 메주를 매달아 놓으면 산소를 좋아하는 미생물이 자라기 시작한다. 메주를 짚으로 묶어 놓는 이유는 말 그대로 '마른 짚이나 마른 풀에 잘 자라는' 고초균 枯草菌 을 위한 '쇼'이기도 하다. 고초균은 영어로는 바실러스인데 나중에 장까지 살아가는 생명력이 질긴 녀석이다. 요구르트 광고에 나오는 비피더스균은 온 국민이 다 알 정도로 유명한데 그것의 풀 네임은 '바실러스 비피더스', 우리 전통 된장 발효균의 풀 네임은 '바실러스 서브틸리스 Bacillus subtilis'이다.

우리 조상들이 메주를 띄울 따는 주로 안방 아랫목을 활용했다. 이때의 콤콤한 메주 냄새가 바로 조선에 왔던 외국인들을 당황하게 했던 그 유명한 '고려취 高麗臭'이리라. 하지만 요즘 가정에서 장을 담글 때는 메주를 직접 만들지 않고 사다 쓰는 경우가 많다. 전문적으로 메주를 띄우는 곳에서는 온도조절기가 달린 황토방에서 온도와 습도를 잘 맞춰 띄우고 있기 때문에 메주의 외관이 까끗한 편이고 냄새도 심하지 않다. 예전에는 이듬해 정월대보름이 지나면 집집마다 흰곰팡이, 누런 곰팡이, 퍼런 곰팡이가 핀 알록달록한 메주를 햇빛에 내다놓는 것이 일상사였다.

4단계 발효

메주 띄우기는 전체 장 담그기 차원에서 보면 1차 발효에 해당한다. 이어 메주는 따뜻한 방에서 이불을 덮어씌워 다시 띄우기를 하는데, 이때 방바닥을 뜨끈뜨끈하게 하면 웬만한 잡균은 죽게 되고 고온을 좋아하는 균만이 생존하게 될 것이다. 이때가 2차 발효다. 발효를 마친 메주는 상온에 두었다가 이듬해 봄이 되면 메주를 씻어 소금물을 넣은 항아리에서 3차 발효를 시작한다. 이때는 곰팡이나 세균은 휴지 상태에 들어가고 알코올을 생성하는 효모균이 작용하기 시작한다. 40~60일 정도 두었다가 된장과 간장으로 각각 갈라 숙성을 시작하면 이때가 4차 발효다. 액체인 간장에는 액체를 좋아하는 미생물이, 건더기만 모아놓은 된장에는 또 알맞은 미생물이 자라기 시작하여 된장, 간장이란 고유의 맛을 내게 된다.

우리가 일상으로 먹고 있는 된장이 4차원의 산물이라는 사실이 놀랍지 않은가? 하지만 진짜 놀라워해야 하는 것은 이 놀라운 식품에 아무도 거창한 의미를 부여하지 않고 있다는 사실이다. 우리가 겸손해서인가? 아니면 아직도 비과학적인 방법으로 된장을 만들고 있다는 자괴감이라도 있단 말인가? 실험실에서 배양된 균을 이용하는 것이 과학이라고 주장한다면 우리 전통방법은 비과학적이다. 하지만 우리가 먹는 된장이 고차원적인 발효의 단계를 거친 식품이라면 얘기가 달라진다. 더욱이 그 결과물이 인공 배양균을 이용한 것보다 훨씬 많은 효소와 기능물질이 존재한다면, 이것이 진정 과학이 아니고 무엇이랴… 문제는 '된장의 과학'을 어떻게 홍보하느냐이다. 전통장은 집집마다 주변의 미생물을 이용해 얼마든지 다른 방법으로도 담글 수도 있으니 '집된장'은 풍부한 생물자원의 보고 寶庫이기도 하다.

3가지 미생물이 모두 필요하다

'메주처럼 생겼다'라는 말은 용모를 두고 타박하는 말이지만 전통된장에서 메주의 존재는 가히 절대적이다. 메주는 자연의 미생물들이 번성하기 좋은 서식처다. 우리 조상들은 된장을 만들기까지, 단계 단계마다 작용하는 미생물들의 생존조건을 가련해 주고 그것이 분비하는 효소를 이용해 왔다. 내친 김에 4차 발효라는 것이 어떤 의미인지, 세계에 이름이 드높은 치즈발효와 와인발효를 비교해 보자. 치즈는 우유의 단백질만을 모아 덩어리를 만들었다가 곰팡이를 이용해 만든다. 서구 사람들도 잘 먹는 템페란 인도네시아의 콩발효식품은 곰팡이를, 일본의 낫토는 낫토균을, 빵이나 와인은 효모를, 치즈는 곰팡이를 이용하는 즉 '단용 발효'에 해당한다. 그런데 된장은 곰팡이, 세균, 효모 이 3가지 미생물을 모두 이용하는 복합발효의 산물이다. 김치는 젖산균과 효모 2가지를 이용한다. 다음은 '치즈를 숙성시키는 곰팡이들에 대한 詩'이다. 이는 '된장을 숙성시키는 곰팡이들에 대한 詩'라고 해도 될 정도로 곰팡이의 역할이 잘 묘사되어 있다.

치즈를 숙성시키는 곰팡이들에 대한 詩

빠르게 성장하는 대륙처럼,
새로운 종의 침략을 거듭해서 받고 있는 숙성된 치즈의 겉면은
황금색에서 회색으로 결국에는 얼룩덜룩한 갈색 반점으로 변해간다.

고양이털 같은 곰팡이가
고대 양치류처럼 사방으로 뻗어나가다가 어느 순간 몰락해버리면
그 자리는 벨벳처럼 보이는 여러 곰팡이들의 차지가 된다.

이내 푸른 곰팡이Penicillum들이 도착하지만,
푸른곰팡이의 균사는 너무나 가늘어서
일반 현미경으로는 잘 보이지도 않는다.
이들 푸른곰팡이는 베개처럼 희미한 회색 반점들을
차례로 공략해 나간다.

마지막으로 희미한 붉은색을 띠며
저녁 노을처럼 고개를 드는 존재들은 곰팡이들의 꽃,
트리코테키움 로세움Trithechecium roseum이다.

「내 몸을 살리는 천연발효식품」중에서

메주를 지푸라기로 묶는 이유

세균은 생긴 모양에 따라 구형, 나선형, 막대기형으로 구분할 수 있는데 청국장을 발효시키는 균은 막대기 형태로 되어 있어 '바실러스 bacillus'라 부른다. '바실'은 '막대기'를 뜻하는 라틴어다. 바실러스균은 산소를 좋아하는 호기성이며 40도 정도의 온도에서 가장 잘 증식되는 내열성 균이다. 메주를 띄울 때 온도를 높여주는 이유도 높은 온도에서 메주 발효균이 가장 잘 증식되기 때문이다. 하지만 온도가 너무 높거나 자외선이 강하거나 수분이 부족하여 증식이 여의치 않을 경우엔 균은 포자를 생성하여 심지어 수십 년 혹은 수백 년 동안이라도 휴면 상태로 생존할 수 있다. 그러다가 온도나 습도 등 주변 여건이 좋아지면 포자의 발아를 통해 증식을 시작하는 것이다. 우리 전통장은 메주에 자연스럽게 달라붙는 균을 이용하는데, 지푸라기로 메주를 묶어주는 순간 고초균의 역사가 시작된다. 고초균은 강력한 단백질 분해효소를 분비하여 여러 아미노산을 만들어 내고, 바로 우리의 전통된장과 간장, 또 청국장의 깊은 맛과 향에 관여한다.

고초균의 힘

19세기 말 영국의 존 틴달(John Tyndall)이라는 물리학자는 건초의 침출액으로부터 다른 미생물보다 몇 배 더 열에 내성을 보이는 세균의 포자를 발견하였다. 그는 이 세균을 5시간 30분 동안 끓였지만 포자를 파괴할 수가 없었다. 또 독일의 식물학자 페르디난트 콘(Ferdinand Cohn)도 건초에 사는 세균이 열에 내성에 강한 포자를 형성하는 균임을 발표하였다.

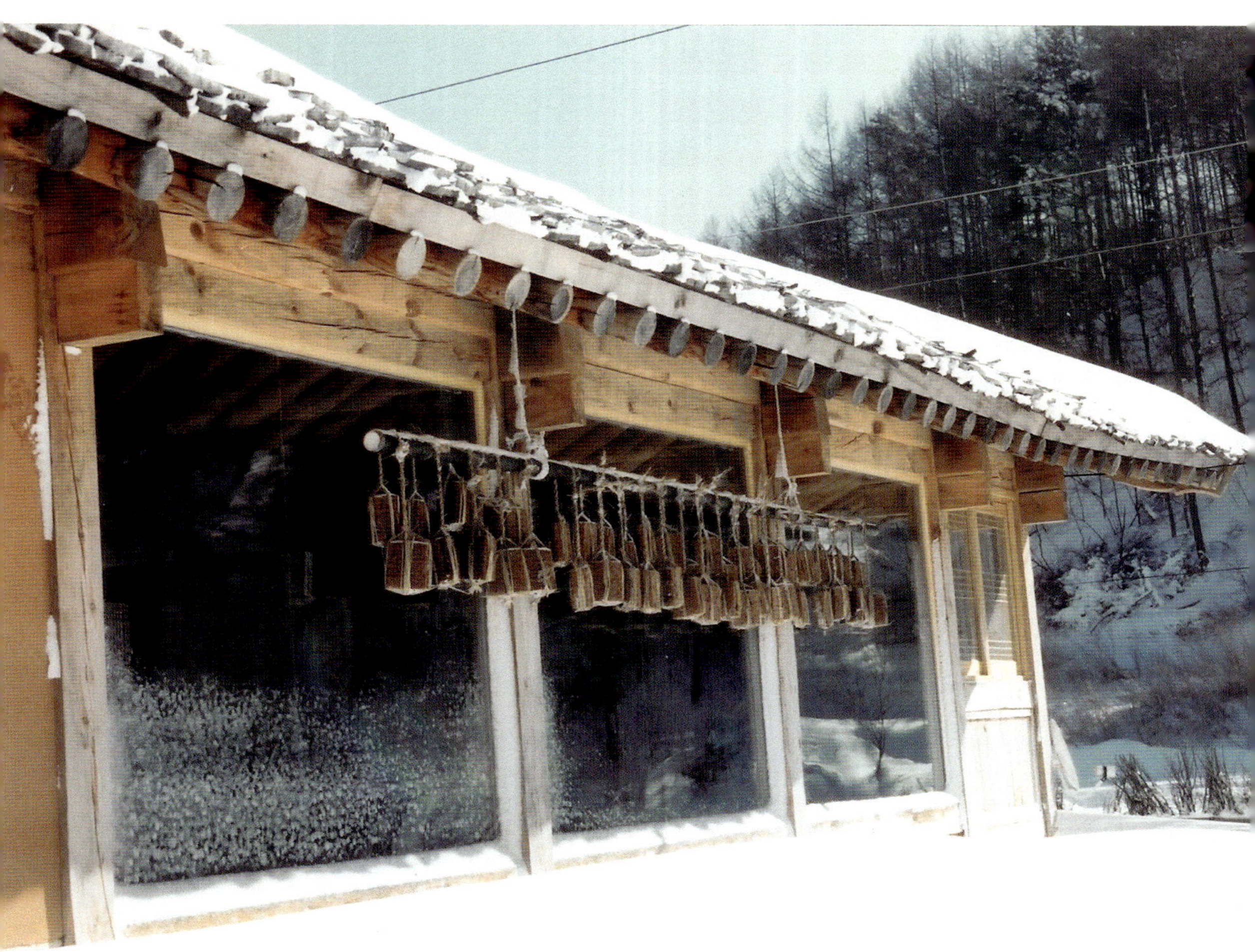

강원도 정선 메첼 메주

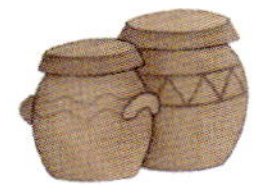

막장과 막된장

　우리가 먹고 있는 된장의 정확한 이름은 '막된장'이다. '간장을 뺀 나머지'란 말이겠지만 언제부터인지 '막'이 떼어지고 그냥 '된장'으로 불리게 되었다. '막'이란 말이 들어가면 어감도 좋지 않은데다 '막장'이란 특별장이 엄연히 존재하기 때문에 혼란을 막기 위해서라도 '막된장'이 '된장'이 된 것은 다행한 일이다. **막장**은 메줏가루에 보리쌀을 삶아 넣고 고춧가루, 소금, 물을 넣어 뭉근하게 담갔다가 약 2주 후부터 먹을 수 있게 만든, 일종의 속성장이다. 담그는 법은 지방마다 다른데 흔히 된장을 담그고 난 다음 메주 부스러기를 모아 빨리 먹을 요량으로 담갔던 것으로 보인다.

　간장을 뜨지 않은 장의 이름은 **토장**이다. 참 신기한 것은 간장을 뜨지 않으면 처음엔 맛이 더 진할지 모르지만 오래 저장해 두고 먹기엔 적당치 않다고 한다. 하지만 된장과 간장으로 갈라 놓으면 수년씩 저장이 가능하다. 특히 간장의 경우에는 '백년간장'이란 말이 있을 정도로 그 저장성이 우수하다. 아마 항아리가 깨어지지만 않는다면 무한대로 저장이 가능하지 않을까…

　집장은 여름에 먹는 장의 일종으로 농촌에서 퇴비를 만드는 7월에 두엄더미 속에 넣어두었다가 꺼내어 먹는 장이다. 충남 논산에는 집장만을 만드는 업체도 있다. **즙장**은 막장과 비슷하지만 막장보다 수분이 많은 장으로 밀과 콩으로 메주를 띄워 무나 고추, 배추 잎 등의 초가을 채소를 넣고 숙성시킨다. 이는 경상도 지방에서 많이 담그는 장으로 두엄 속에서 삭히는데 약간의 신맛도 가지고 있다. 또 마르지 않은 생콩을 시루에 쪄서 떡 모양으로 만들어 콩잎을 덮어서 만드는 **청태장**도 있다. **지레장**은 일명 '지름장', '찌엄장'이라고 하는데 메주를 빻아 보통 김칫국물이나 동치미국물을 넣어 빨리 익혀 먹는 장이다. 이름이 특이한 지레장은 겨울에 삼삼하게 쪄서 밥반찬으로 먹기 위해 우선 빨리, '지레' 만들게 되면서 장 이름이 된 것으로 보인다.

우리나라에는 농림부에서 인정받은 식품명인이 현재 30명 정도 되는데 전통장 부문에서도 명인 칭호를 받은 분이 있다. 우리나라 최초의 장醬 명인은 **'숙황장'**을 복원한 김병룡이란 분이다. 숙황장은 검정콩과 삶은 통밀에 억새풀, 제비쑥 등을 넣어 메주를 만들어 더덕, 도라지, 다시마 등을 첨가해 만드는 전통 간장이다. 제2호 장醬 명인은 전남 담양에서 고려전통식품을 운영하는 기순도 여사로 **죽염된장**과 **죽염간장**을 만들고 있다.

담북장은 주로 충청도 지역 사람들이 겨울에 만들어 먹던 장인데, 일종의 청국장 가공품이다. 한마디로 양념 청국장이라고 볼 수 있으며 고춧가루, 마늘, 소금 등을 넣어 익혀 먹는다.

빠금장이란 이른 봄 된장이 떨어져 갈 즈음 겨우내 묵혀 놓았던 통메주를 절구에 콩콩 빻아 부뚜막 위에서 일정 기간 숙성시킨 장을 말한다. 동치미무를 숭덩숭덩 썰어 넣거나 김칫국물 등을 부어 빠르게 숙성시켜 먹는다. 충난 천안에는 매년 음식인들의 행사가 거행되는데, 얼마 전에는 한 업체가 출품한 빠금장 찌개가 1위를 차지한 바 있다. 빠금장은 김칫국물 등을 넣어 발효를 촉진시킨다는 점에서 지레장과 비슷하다. 지레장은 된장을 만들면서 부스러기 메주 등을 모아 숙성되기 전 지레 먹기 위해서, 빠금장은 이른 봄 된장이 떨어졌거나 된장이 숙성되기 전에 먹기 위해 속성으로 만들어 먹던 장이다.

생치장은 꿩고기를 이용해 만드는 장인데, 다른 장들이 콩으로 만드는 것에 비하면 육장이라 할 수 있다. 육장 만드는 법을 보면 암꿩 3~4마리를 깨끗이 씻어 삶아 껍질과 뼈는 버리고 살코기만 취하여 잘 다져 진흙같이 만들어, 이것을 체로 받쳐 놓고 여기에 초피가루와 생강즙과 장물로 간을 맞추어 볶아서 만든다고 되어있다. 요즘은 꿩도 귀하다고 하니 이래저래 생치장을 맛보기는 힘들 것 같다.

전 성심여대 교수였던 장지현 박사에 따르면 우리나라에 존재했던 장 종류는 120여 종에 이른다고 했는데 지금 흔히 먹는 된장, 간장, 고추장, 청국장을 빼놓고는 대부분 많이 이용되고 있지 않다.

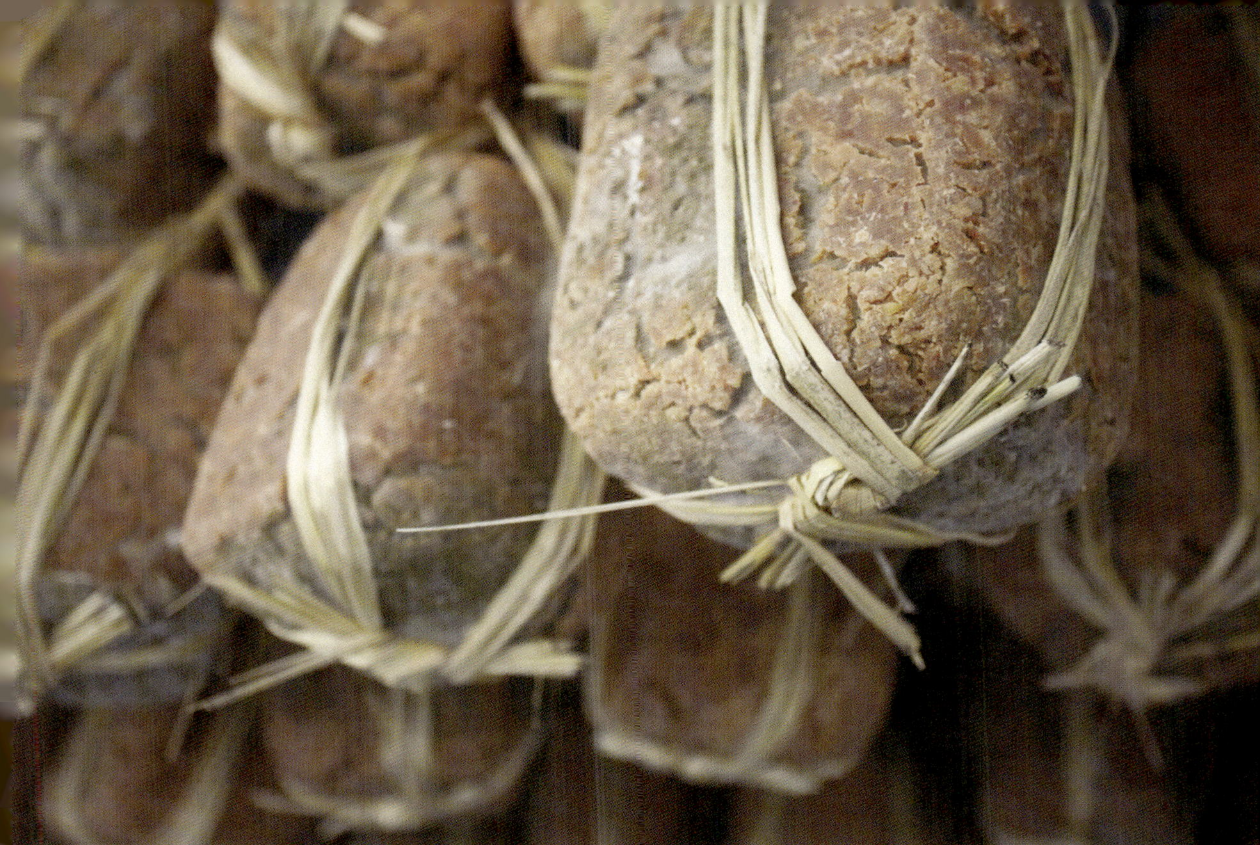

무엇이 된장을 만드는가
— 콩, 소금, 옹기 이야기

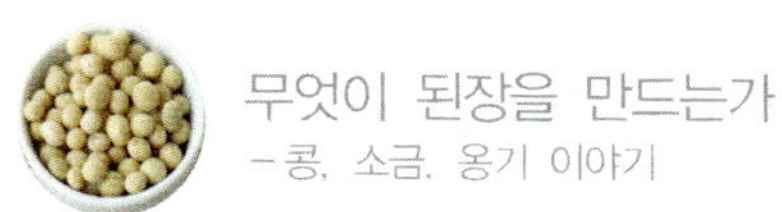

무엇이 된장을 만드는가
– 콩, 소금, 옹기 이야기

물, 소금, 옹기, 메주, 침장법(沈醬法), 그리고 취청장법(取淸醬法) 등 6가지 요소가 조선시대에 전해 내려온 조장법(造醬法). '침장법'이란 장을 담그는 법 특히 물과 소금과 메주의 비율을 정하는 것이고, '취청장법'이란 장에서 간장(청장)을 떠내는 것이다. 6가지 조장법의 요소에 콩 대신 메주가 들어가는 것이 눈길을 끄는데, 메주의 존재는 전통장의 성격을 보다 분명하게 해 준다고 생각되기에, 장을 만드는 6대 요소에 콩과 메주가 다 들어가면 좋겠지만 하나만을 넣으라면 메주가 들어가는 것이 좋다는 생각이다.

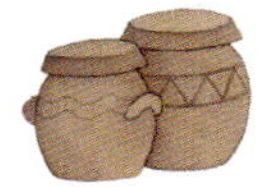

다양한 이름의 콩

콩의 역사를 거슬러 거슬러 올라가다 보면 세계 4대 명인 중 한 분인 공자와 만나게 된다는 사실이 매우 흥미롭다. 콩이 문헌상 처음 등장하게 된 것은 지금으로부터 3천년 전이다. 공자가 편찬한 시경 詩經 : 기원전 11세기~기원전 6세기 속에 '콩 숙菽'과 '콩 두豆'란 글자가 처음 나온다. 시경에는 총 92편의 시詩 가 있는데 그중에는 주나라의 시조인 후직 后稷 을 찬양하는 '생민 生民'이라는 시詩 도 있다. 후직은 어린 시절 놀이를 하면서도 삼과 콩을 잘 심었는데, 그가 심은 것들은 모두 다 잘 자랐다는 내용이다. 즉 "음식을 찾아 잡수시기 되자, 콩을 심으셨는데 콩은 너풀너풀 자라났고 蓺之荏菽 荏菽旆旆"라고 되어 있다.

콩을 도둑맞았다?

중국 최고의 정치가로 꼽히는 관중이 쓴 『관자』管子 : 기원전 725~645년라는 책에 보면 "제나라 환공이 융숙을 가져와 온 천하에 퍼뜨렸다."고 한다. 융숙이란 '융의 콩', 즉 '오랑캐 나라의 콩'이란 뜻인데 융은 지금으로 치면 만주의 심양 일대에 해당된다. 이때 제나라가 빼앗아 간 것은 아무 곳에서나 자라던 야생콩은 아니었을 것이다. 야생콩은 크기도 작을뿐더러 수확기엔 콩깍지가 저절로 벌어지기 때문에 뺏기고 말고 할 성질의 것이 아니다. 제나라가 가져간 '융숙'은 야생콩의 단점을 보완한 품종개량에 성공한 콩이 아니었을까.

콩 역사의 관점에서 보면 제나라가 콩을 중국 본토에 퍼뜨렸다는 것은 콩의 전파에 있어 획기적인 사건으로 보인다. 그런데 '융숙 戎菽'처럼 관용어로 된 '융거' 戎車 : 융의 수레 란 말도 있다. 자동차가 현대의 발명품이라고 하듯 수레는 철기시대를 대표하는 발명품으로 알려졌다. 융이란 민족은 콩이란 최고의 식품을 먹고, 또 최고의 첨단 도구를 사용하던 사람들이었다는 것을 알 수 있다. 융은 동이족이라고 하는데, 융이 융성했던 곳은 어디일까? 이쯤 되면 세계의 식품학자들과 역사학자들이 공동작업이라도 해서 고대의 강성국가였던 융의 실체를 제대로 밝혀내야 한다고 생각하는데 여러분의 생각은 어떠한가.

콩두(豆)엔 문화의 향기가

'콩 숙 菽'과 '콩 두 豆'란 글자를 비교해 보면 콩숙에는 야생의 냄새가, 콩두엔 문화의 향기가 배어 있는 것 같다. 숙 菽 이란 글자는 풀 초 艸 에다가 아재비 숙 叔 을 쓴다. '숙'은 아재비 말고도 '줍다'라는 뜻도 있다. 숙이란 글자는 '풀에서 줍는 것', 즉 야생의 콩깍지가 저절로 벌어져 풀 속으로 떨어진 콩을 상상할 수 있다. 고대인들에게 농사의 시작이란 바로 채취하던 콩을 재배하기 시작하면서부터가 아니었을까. 문화 'culture'란 말은 '경작하다는 뜻의 cultivate'와 '농업이란 뜻의 agriculture'가 합쳐져 생긴 말이다. 콩 농사가 시작되면서 채집을 의미하는 '숙'이란 글자는 점차 용도 폐기되었을지도 모른다. 콩은 씨앗이자, 열매이기도 한 특별한 식물이다. 벼나 밀과는 달리 다른 도구의 도움이 필요 없이 수확할 수 있고, 또 콩을 심을 때도 특별한 사전처리 없이 콩을 흙 속에 던져두면 된다. 콩이 아무 데나 잘 자란다는 것은, 메마른 땅이나 개간지에 처음 심겨지는 식물이 콩이라는 것을 봐도 알 수 있다.

콩의 뿌리가 깊다

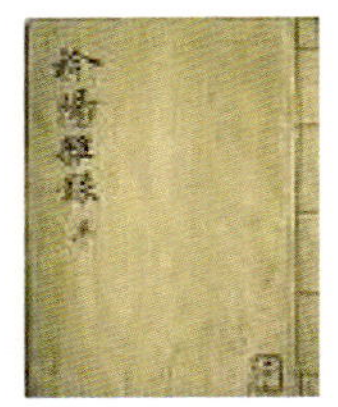

같은 콩 문화권인 중국이나 일본에는 없는, 우리만이 콩으로 훈독하는 특별한 글자가 '태太'이다. 조선시대 나온 문헌에서는 대부분 콩을 의미하는 글자로 '두'를 쓰고 있지만 몇몇 고문헌에는 '태'가 쓰였다. 조선시대에 콩의 품종명이 자세히 기록되어 있는 농서農書는 10여 종인데 '콩태'가 쓰여진 최초의 책은 강희맹이 펴낸 『금양잡록 衿陽雜錄, 1491년 』이다. 강희맹은 성종 때의 사람으로 52세에 좌찬성에서 물러나 경기도 금양현(과천지역)에 은거하며 그곳 농부들과의 대화와 자신의 체험을 트대로 책을 완성하였다.

그런데 흥미로운 것은 융족의 거주지로 알려진, 즉 심양의 중심거리가 '태원 太原 '이라는 사실이다. 태원이 '콩의 원산지'라는 의미일까. 심양은 고구려가 번성할 때는 고구려에, 나중에는 발해에, 일제강점기에는 '토지'의 길상이와 서희까지 발길을 했던 그야말로 우리 민족과 관련이 깊은 지역이다. '두'가 있었는데도 왜 '태'를 쓰고자 했던 것인지 그 이유를 밝혀주는 자료를 아직 만나지 못했다. 하지만 콩숙, 콩두, 그리고 콩태 등을 알아보다가 고대 역사까지 들먹이게 되었으니 콩의 뿌리가 얼마나 깊은지는 확실히 알 수 있다.

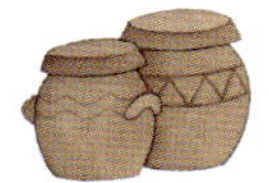

고구려의 대두

할 일이 없는 사람이 세어봤는지, 아니면 그 반대인지 우리나라의 장구한 역사 동안 외부로부터 침입을 받은 것은 약 일천 번에 달한다고 한다. 이 말을 조금만 돌려 생각해 보면 우리나라는 수많은 외침을 받을 만큼 가치가 있었다는 말이 되지 않을까 한다. "인류가 세계 탐험을 하고 전쟁을 하는 것은 굶주림 때문"이라는 말도 있고 또 "사흘 굶어 담 안 넘어가는 사람은 없다."는 말도 있듯이 우리가 이웃나라를 침략한 횟수보다 외부침략이 많았다면 그만큼 우리나라는 살기 좋은 나라였는지도 모른다. 우리 민족이 한반도에 정착하면서부터는, 예를 들어 쌀과 콩을 얻기 위해 이웃나라를 침략하지 않아도 되었고 차나 향료를 구하기 위해서 다른 나라를 침략하지 않아도 되었으니 말이다. 흥청망청 넘치지는 않았지만 부지런만 하면 적어도 이 땅에서 자급자족하며 먹고사는 데는 큰 어려움이 없었던 것으로 보인다.

"침략자나 이주민들은 언제나 자신들의 음식문화를 함께 가지고 다닌다. 침략당한 사람들은 스스로의 정체성을 잃어버리고 침략자의 음식문화에 젖어버린다. 또 정복자들은 아무 거리낌 없이 정복한 지역의 독특한 먹을거리를 수출하기도 한다. 그런 먹을거리가 또 다른 식민지로 전해져 널리 알려지면, 원

「먹거리의 역사」

콩의 원산지를 확실히 해두자

콩이란 것이 중국을 거쳐 서구에 알려지게 되면서 '원래의 원산지는 묻혀버린 것'에 해당 되었는지도 므른다. 서양에 알려지기는 콩의 원산지는 중국이고 두부의 고향은 일본으로 되어 있다. 작금의 국경선을 놓고 보면 모두 맞는 말인 듯싶지만 진실은 아니다. 콩이 중국의 식품으로, 두부가 일본의 음식으로 고착된다면 진실이 왜곡되어 버리는 일이 된다. 요즘에는 탄소동위원소에 의해 아주 오래된 유적도 연대가 밝혀지고 있는 판국인데, 속속 발견되는 탄화된 콩의 유적, 문헌상의 기록, 그리고 지금 우리 생활 깊숙이 남아 있는 장 문화 등을 근거로, 우리 민족이 가장 먼저 야생콩을 재배하기 시작했고, 콩장을 만들었다는 사실이 만천하에 공개되는 날이 왔으면 좋겠다. 우리나라는 세계에서 4번째로 한국인의 유전자 정보를 완전히 해독했다고 하니 어느 나라 어느 민족이 콩을 제일 먼저 먹기 시작했다는 사실도 밝히고자 한다면 그리 어려운 일은 아닐지도 모른다.

불가사의하게 생각되는 것은 우리 민족이 그토록 오랫동안 끊임없이 타민족의 침략을 받아 왔는데도 우리 고유의 전통문화, 음식문화를 끝내 지켜 왔다는 점이다. 요즘 들어 특히 아침에 빵식을 하는 사람이 많아졌지만 여전히 우리나라에서는 밥과 장 중심의 밥상이 일반적이다. 직장인들의 점심으로 가장 선호되는 음식도 된장찌개와 김치찌개다. 한국갤럽의 여론조사 2004년 에서 한국인이 가장 좋아하는 음식을 조사한 결과 1위는 된장찌개 22.7% 이고, 2위는 김치찌개 17.5% 였다. 우리 민족의 역사 속에는 수많은 이민족의 침입이 있었다. 고구려 때는 수나라와 당나라의 침입, 고려 때는 거란과 몽골의 침입, 조선시대에는 임진왜란과 병자호란, 근래의 일본의 침략 등 짧게는 수년, 길게는 수십 년씩 타민족의 지배하에 놓였던 적도 있었지만 우리 음식을 온전히 빼앗겼던 적은 없었다.

『먹거리의 역사/상마퀼론 투생 사마』에 보면 대두가 최초로 재배된 것은 기원전 16세기 상나라 때라고 한다. 상나라는 나중에 은나라로 이름이 바뀌었다. 많이 알려졌다시피 은나라의 주역은 바로 동이족이다. 흥미를 더하는 것은 은나라 때의 유물인 갑골문에서 콩의 기원을 유추해 볼 수 있는 '두 豆'자가 발견되었다는 점이다.

『제민요술』을 말하다

중국의 최대 농서 農書 인 『제민요술』에서는 대두의 종류를 4가지로 말하고 있다. 즉 황고려두 黃高麗豆, 흑고려두 黑高麗豆, 연두 燕豆, 비두 豍豆이다. 연두는 제비콩을 말하는데 꼬투리가 마치 제비의 날씬한 모습을 닮아 그 이름이 되었다. 제비콩은 색과 형태는 예쁘지만 식용이 아니라 관상용이다. 비두는 완두콩을 말하는 것으로 단백질이 대두의 절반밖에 되지 않는 콩이다. 이를 글자 그대로 보면 6세기경에 중국에서 정확하게 대두라고 할 수 있는 콩은 고구려의 백태와 고구려의 흑태뿐이었다. 비록 6세기에 나온 책이지만 『제민요술』은 그전에 이미 중국에 나와 있던 1천여 종의 책을 참고하여 펴냈다고 한다. 그런 책에서 대두를 두고 '고려대두'라고 했다는 것은 콩의 원산지 논쟁은 이미 '게임 끝난 것'이라고 말하고 싶다. 중국의 최고의 농서라고 자랑하는 『제민요술』에서 콩 대두 의 원산지를 고구려라고 하고 있으니 더 이상 무슨 설명이 필요하겠는가.

탁월한 고단백식품

몇 십 년 전만 해도 중국과 한국, 일본이 세계에서 가장 많은 콩을 생산하는 나라들이었지만 지금은 미국과 남미 나라들이 콩 생산대국이다. 어찌 된 일인지 콩을 많이 생산하는 나라들은 콩을 먹지 않고, 콩을 많이 먹는 나라들은 콩을 생산하지 않는 모순된 상황을 보이고 있다. 콩으로 장을 담가 먹는 것은 우리 민족의 오랜 음식문화이기 때문에 장의 원료가 되는 콩의 생산기반을 튼튼히 하는 일은 매우 중요하다. 또한 언제 식량이 무기가 될지 모르는 현실에서 가장 중요한 곡식 중 하나인 콩을 일정 부분 자급한다는 것은 어느 시절이 됐든 꼭 필요한 일이다.

예를 들어 만약 쌀이 부족하다면 어느 정도는 보리쌀이나 조, 밀가루 등으로 대신할 수 있다. 하지만 고단백질식품인 콩을 대신할 수 있는 작물은 아직 없다. 더구나 콩이 부족하다고 고기를 먹는다는 것은 있을 수 없는 일이다.

토막상식

『제민요술 濟民要術 』이란

6세기 중국의 농업 백과전서로 가사협(賈思勰)이 지었다. 가사협은 일찍이 북위(北魏: 386~534) 의 고양(지금의 산둥 성 서북지역)에서 태수를 지냈다. 〈제민요술〉은 6세기 이전의 농업이론과 농업기술 경험을 총괄한 저작으로 모두 92편 11만 자로 이루어져 있다. 현재 20여 종의 판본이 전한다고 한다.

　　베트남의 한 시인은 이런 말을 했다. "30년 동안의 전쟁과 식민 지배에 시달리고 난 지금, 우리가 아직도 한 민족으로 남아 있다는 유일한 증거는 음식문화뿐이다."라고. 우리 또한 만만치 않은 굴곡의 역사를 지나왔지만 예나 지금이나 우리 밥상을 지키고 있는 '착한 음식', 그것은 바로 콩과 장이다.

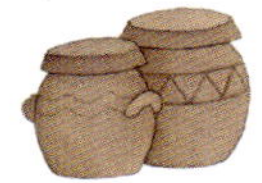

왜 국산콩인가

오랜만에 5일장이 서는 유성장터에 가 보았다. 둘둘 말린 목면자루 안에는 국산콩 팻말이 꽂혀 있고, 또 다른 자루에는 수입콩 팻말이 꽂혀 있다.

하지만 국산이라고 하니 국산인가 보다 할 뿐, 국산과 수입산을 구별하기는 쉽지 않아 보인다. 시장을 다 돌아보고 나오는 골목 어귀에 뻥튀기 콩을 파는 상점이 눈에 들어온다. 국산밖에 취급하지 않는다는 주인 말을 믿고 오천 원짜리 한 봉지를 사왔다. 지금은 유리병 안에 담아 놓고 입이 궁금할 때마다 한 움큼씩 먹고 있지만 혹시 수입콩은 아닐까 하는 의구심은 남아 있다. 우리나라의 콩 자급률은 1965년만 해도 100%였지만 현재 식용 콩만 놓고 보아도 30%에 불과하다. 물론 사료 이용을 포함한 전체 콩 자급률은 7% 정도이다.

사실 국내산콩을 주로 찾는 수요층은 안전한 먹을거리를 찾는 주부들과 몇몇 포장두부업체, 그리고 1,000여 군데에 달하는 전통장류업체가 주 고객이라 할 수 있다.

예전에 우리나라에서는 소나 말에게 여물을 주로 먹였지 곡식 자체를 많이 먹이지는 않았다. 사람이 먹는 콩과 동물이 먹는 콩의 소비가 균형을 이룬 것은 1980년대이고, 그 이후엔 점점 사료용 콩이 많아져 현재는 식용의 3배에 이르고 있다고 한다. 물론 사료용 콩은 거의 수입이겠지만, 식용보다 사료용이 많다는 것은 주객이 전도된 현상이 아닐 수 없다. 이렇듯 사료용 곡물이 늘어나는 것은 짐작하다시피 고기 섭취가 늘어났기 때문이고, 우리들이 점점 더 질 좋은 고기를 선호하기 때문이다.

우리나라에서 식용으로 이용하는 콩의 용도는 예전이나 지금이나 장류용, 두부용, 콩나물용이 제일 많다. 우리가 사는 이 땅은 논둑, 밭둑, 개간지이건 어디서나 콩 농사가 잘되는 콩의 원산지이다. 하지만 농사짓는 것보다 수입해 먹는 것이 더 경제적이라는 이유 한 가지 때문에 우리나라의 콩밭은 점점 사라져 가고 있는 실정이다. 작년에 반도체수출로 벌어들인 돈보다 곡물을 사오는 데 들인 돈이 많다고 하니 '죽 쑤어 남 준 꼴'이 되지 않았을까. 그나마 다행인 것은 우리나라는 작년 여름 세계 곳곳에서 일어났던 식료품 값 폭등을 겪지 않았다는 사실이다. 하지만 식량의 자급률을 높이지 않는 한 언제까지 아무 일도 없을 거라 장담할 수는 없게 되었다.

무엇보다도 최근 본격적으로 오르고 있는 곡물가격의 급등은 심히 우

스위스와 비교해보면

세계의 부자나라들이 모여 있는 OECD국가 중에 식량 자급률이 낮은 나라는 일본, 한국, 네덜란드 정도다. 2006년 기준으로 호주의 식량자급률은 280%이고 프랑스는 191%, 미국은 133%, 독일은 126%, 우리의 식량자급률은 26% 정도밖에 되지 않는다. 스위스의 경우 산악지대가 차지하는 비율이 90%인데도 식량 자급률은 50%가 넘으니 우리나라가 산악지대라는 핑계를 댈 수도 없다. 더구나 우리나라의 전체 식량 자급률을 두고 26%라고 하지만 그나마 쌀을 제외하면 5% 정도에 불과한 실정이다. 세계의 실속 있는 부자나라들은 모두 제 먹을 것은 자력으로 생산하고 있으며, 여분의 식량은 식량후진국들에 팔고 있다.

려가 되는 일이 아닐 수 없다. 우리나라도 2015년부터 쌀 시장의 전면개방이 이루어지면 미국산쌀이 제한 없이 들어오게 된다. 사시사철 벼농사의 삼모작이 가능하다는 필리핀이 쌀 수입국으로 전락해버린 것은 우리에게도 시사하는 바가 크다.

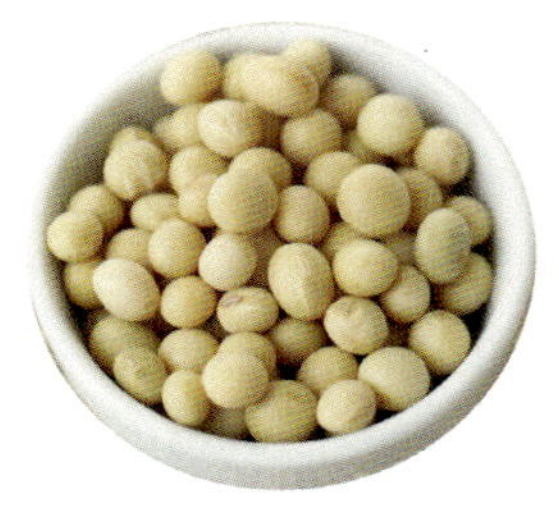

특히 콩과 옥수수 등은 원유를 대체하는 바이오 연료로 사용되고 있는 추세인데, 이는 최근 일어난 곡물 값의 폭등원인으로 지목되고 있기도 하다. 이래저래 그야말로 코앞에 다가와 있는 식량전쟁에 대비해서라도 콩의 일정비율 이상의 자급은 필연적이다. 전통장류업체가 실제적으로 국산콩을 사용하는 주 소비층이라면 전통 방식으로 담그는 된장과 간장, 청국장, 고추장 등에 사용하는 콩은 가예 국산콩 사용을 의무화하는 것도 좋은 방법이라고 생각한다. 그리고 차제에 전통장류업체들에게는 프랑스가 포도농장 와이너리에 많은 보조금을 지원하여 와인산업을 보호, 육성했던 것처럼 지원정책을 대폭 강화해야 한다.

쌀을 100% 자급하는 것도 대단한 일이긴 하지만 콩의 자급률이 현저히 떨어지고 있다는 것은 많은 으려를 낳게 한다. 1970년대 혼·분식을 장려했던 것처럼 가정에서 밥을 할 때는 콩을 섞어 먹도록 하는 것도 좋다. 이렇게 되면 쌀도 절약할 수 있고, 또 영양보충도 되는 1석2조의 효과가 있을 것이다. 특히 콩에는 단백질과 칼슘이 풍부하고, 여러 기능물질이 들어 있어 타 곡물의 보충으로 메워지지 않는 절대적인 측면이 있다. 하지만 점점 국산콩을 사용하는 가공식품을 보기 어려워지고 우리나라의 콩밭은 생산성이 낮다는 이유로 점점 폐기되고 있으니 걱정이다.

수입콩의 문제

수입산 중 미국 콩을 보면 우리처럼 된장이나 두부를 담그기보다는 기름용으로 개발되었다는 것을 알 수 있다. 콩을 삶아 보면 더 빨리 무르는 것도 국내산이고 메주가 잘 뜨는 것도 국내산 콩이다. 사실 이런 소소한 영양적인 차이보다 수입 통관 과정 중에 살충제에 노출되는 것이 더 큰 문제이다. 미국에서 태평양을 건너 우리나라에 도착하려면 한 달 이상 걸리게 되는데 통관 과정 중 해충이나 품질, 외관, 색택 등의 변화를 방지하기 위해서는 어떤 화학적인 조치를 취할 수밖에 없게 된다. 수입콩으로 메주를 띄우면 잘 뜨지 않는다거나 두부를 만들면 내 맛도 네 맛도 아닌 맹맹한 맛이 나고, 콩나물을 길러 보면 현저히 발아율이 떨어지게 된다는 말도 한다. 국산콩의 발아율은 95% 정도지만 수입콩의 발아율은 72%에 머문다는 실험결과도 있다. 물론 살충제에 노출된 콩으로 인해 가공식품의 품질이 떨어지는 것도 문제지만, 무엇보다 우리가 살충제 성분을 섭취할 수 있다는 것도 위험하기 짝이 없는 노릇이다.

콩 솔루션

지금까지 나온 자료를 토대로 살펴보면 짐승의 고기나 물고기 등으로 발효시킨 육장肉醬은 중국이 원조고, 콩으로 만든 두장豆醬은 한국이 원조다. 육장을 만드는 방법은 새우젓을 만들 때처럼 소금만 넣으면 되지 특별한 기술이 필요하지 않다. 하지만 두장을 만든다는 것은 조리과학과 가공기술, 발효기술이 뒷받침되어야만 가능하다. 콩은 익혀야 먹을 수 있다. 그러려면 물이 새지 않으면서, 불에 잘 견디는 솥도 있어야 했다. 최근의 사학자들은 황하 유역의 문화보다 앞선 홍산 문화의 주역이 동이족이라는 것을 근거로, 우리가 중국보다 청동기와 철기문명이 앞섰을 것이라 주장하고 있기도 하다. 이 말이 곧이곧대로 들리는 것은 우리나라는 육장이 아니라 두장이 발달했기 때문이다.

콩은 지금의 화력으로도 5~6시간 삶아야 한다. 이렇게 장시간 불에 견디기 위해서는 흙으로 구운 토기나 옹기보다는 청동제 솥이나 철기 솥이 있어야 했다는 것을 의미한다. 또 솥을 만들기 위해서는 고도의 과학기술 주조기술 이 있어야 가능할 것이다. 고구려의 장 문화는 발해로 계승되었는데, 발해는 또 '책성의 메주豉'로도 이름을 떨치게 되었다. 처음에는 콩과 소금물이 있는 흥건한 상태의 장이었지만 점차 지금의 된장과 간장으로 분화되어 발달되었다. 우리나라의 된장이 중국의 춘장이나 일본의 미소보다 효능과 기능 면에서 월등하게 좋은 것은 발효촉진제로서 메주를 이용하고, 숨 쉬는 항아리를 사용하고, 또 된장과 간장을 분리해 각각 숙성시키기 때문이다. 우리가 매일 먹고 있는 된장과 간장은 단순한 식품이 아니라 우리 민족의 지혜와 역량이 총 집약된 귀중한 문화유산이 아닐 수 없다.

백범 김구 선생은 "오직 한없이 가지고 싶은 것은 높은 문화의 힘"이라고 한 바 있는데 우리나라가 콩과 장을 기본으로 한결같은 음식문화를 유지해 온 것, 그것이 우리 민족의 저력이 아닌가 한다. 하지만 콩의 종주국인 우리가 대내외적으로 그 독자성과 주체성을 인정받지 못한다면 너무나 아쉬운 일이 아닐 수 없다. 우리나라 사람이라면 콩의 역사를 인지하고, 각자가 '콩 문화전파자'가 되어야 한다. 콩과 장을 제대로 아는 것이, 우리 문화를 제대로 인지하는 일이라고 생각하기 때문이다.

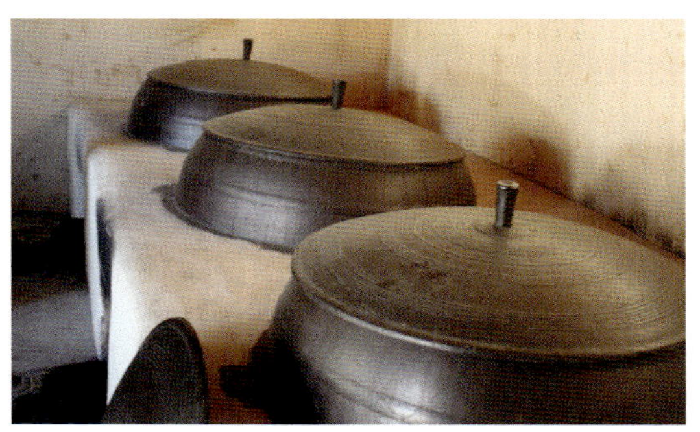

그런데 이제야말로 절호의 기회가 온 것 같다. 바로 서구식 식단의 중심에 있는 고기 문제가 '광우병의 위험'으로 만천하에 불거져 버린 것이다. 이는 서구식 식생활을 알게 모르게 따라가던 우리 눈앞에서 '위험'이란 빨간 경고등이 켜져 버린 것이다. 우리 음식문화의 정체성을 바로 세우는 일이나 비만 성인병, 광우병에 대한 문제를 해결하는 솔루션은 바로 콩에 있다 하겠다. 한편 세계 인구의 10억 이상이 기아상태에 있다 하는데 그 해결책도 콩이 될 수 있다. 콩을 심고 또 콩을 먹는 단순한 일이 세계의 식량 위기를 구하고 환경문제를 해결하는, 즉 인류를 구원하는 가장 확실한 방법이 될 수 있다고 생각해본다.

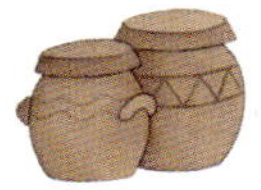

콩 vs 쇠고기

작년 여름 내내 날씨보다 더 뜨거웠던 이른바 '쇠고기 파동'은 단적으로 보면 보다 안전한 식품을 먹겠다는 소비자들의 '이유 있는' 아우성이었다. 광우병은 초식동물인 소에게 다른 동물의 육골분을 먹임으로써 뇌에 이상이 생겨 발생한 질병이다. 사람의 경우는 광우병에 걸린 소의 골수 등을 먹었을 때 어느 정도의 잠복기를 거쳐 발병하게 된다고 한다. 원래 소는 초식동물이지만 지금은 많은 축산농가에서 빨리 키우고 또 육질도 연하게 된다는 이유에서 곡물과 육골분을 많이 먹이고 있다. 미국 소에게 영양가가 풍부한 콩을 먹인다고 해서 '팔자 좋은 소'라고 부러워했던 적도 있지만, 그동안 콩과 옥수수만 먹인 것은 아니었던 모양이다. 각종 동물의 부산물로 만든 육골분은 식물성 사료의 1/3 가격밖에 되지 않는다고 하니 왜 광우병이 발생했는지 알만하다.

미국 콩을 미국 소와 나눠먹어야 한다는 것

우리나라에는 미국산 쇠고기만 수입되는 것이 아니라 미국산 콩도 많이 수입되고 있다. 미국에서는 우리나라의 쇠고기 시장 완전 개방과 또 일본과 러시아 시장을 공략하기 위해서라도 동물성 사료를 금지하겠다는 결의를 보이고 있는데, 그 말을 믿는다면 그것은 앞으로 콩을 더 많이 먹이겠다는 의미일 것이다. 그러면 그나마 '싼 맛'에 수입되던 미국산 콩 가격이 올라 우리나라의 다른 물가를 올리지 않을까 걱정이 된다. 그러고 보면 우리는 '미국의 콩'을 '미국의 소'와 나눠먹어야 하는 신세가 되었으니 참 우리도 딱하다. "식량은 싸게 해외에서 사오고 자동차나 반도체 등 고부가가치산업에 투자해 돈을 벌어오자."라는 식의 행태는 '광우병 위험' 등에 그대로 노출된 우리의 현재 입장을 보면 그 얼마나 순진한 발상인지 깨닫게 된다.

우리는 쇠고기 시장뿐 아니라 콩 시장까지 내어주고 있으니 국제정세에 무슨 변화라도 있을까, 기상이변이라도 생길까 좌불안석이 될 수밖에 없다. 콩과 쇠고기는 가격도 가격이지만 국민의 건강과 생명에 직결되는 만큼 보다 근본적인 해결방법을 마련해야 할 것이다.

이중위험

한참 풀이 자라고 있는 콩밭에 제초제를 뿌리면 풀뿐 아니라 콩도 죽어야 정상이다. 하지만 유전자변형 콩은 제초제를 뿌려도 풀만 선택적으로 죽고 콩은 살아 있도록 콩의 유전자를 재조합한 것이다. 처음에는 풀을 제거하는 비용이 절약된다고 좋아하지만 해마다 유전자변형 콩을 새로 구입해야 하기 때문에 농부들에게도 부담이 많다고 한다. 경제적인 이익을 취하는 쪽은 당연히 유전자변형 콩을 개발한 그 회사이지 농부도 아니고 소비자는 더욱 아니다.

우리가 섭취하는 음식물은 반드시 위와 장을 거쳐 흡수되고 배출되게 된다. 제초제에도 죽지 않는 콩을 우리가 섭취했는데도 아무 이상이 없다면 오히려 그게 더 이상하다. 광우병이나 유전자 변형 콩의 문제 둘 다, 자연 생태계를 거슬린다는 공통점이 있다. 러시아 과학 아카데미에서는 유전자조작 콩을 먹인 쥐에서 태어난 쥐는 50% 이상이 사산했고, 출산한 쥐의 36%도 극도의 허약한 상태라고 보고하였다. 또 다른 유전자조작 감자를 먹인 쥐 실험에서는 쥐의 면역체계와 질병 저항력이 크게 떨어지고 장기가 작아지는 등 부작용이 발생했다고 발표하고 있다. 이와 비슷한 유전자변형 작물에 대한 동물 실험결과가 속속 나오고 있는데도, 아직 사람에게는 구체적인 위험이 없으니 '먹어도 괜찮다'라는 논리는 너무도 무책임한 말이 아닐 수 없다. 그런데 현재 미국이나 남미에서 생산되는 대부분의 콩은 유전자가 변형된 콩이다. 미국산 쇠고기 역시 유전자 변형 콩을 먹여 키웠을 가능성이 크다. 당장 광우병에 걸리지 않은 소만 피한다고 모든 문제가 해결되는 것일까.

미국의 유전자변형 콩을 영양학적인 시각에서 분석했던 한 박사는 "제초제 내성 곡물의 사용으로 소고기, 조류, 돼지고기에는 이전보다 특정 살충제 성분이 더 많이 들어가게 되었다."고 하면서 "미국은 수백만 에이커에 이르는 콩 경작지 중 절반 이상에 유전자변형 콩 품종을 심고 있다. 소를 키우는 농장 주인들은 동물의 사료용으로 이 콩을 사들이고 있다."라고 말하고 있다. 우리나라에 들어오는 수입산 쇠고기는 광우병 위험요인과 함께 유전자변형 콩을 먹여 키운 소라는, 즉 '이중위험'에 노출되어 있을 지도 모른다. 그렇기 때문에 우리나라 땅에서 자란 콩으로 콩밥을 해먹고 또 그 콩으로 된장을 담가 먹는 기본적이고도 간단한 일은 이래 저래 소중하다 하지 않을 수 없다.

완전한 식품

그런데 여기저기 콩이 문제의 정점에 있는 이유가 무엇일까. 그것은 콩의 영양이 다른 어떤 식품이나 작물보다 뛰어나기 때문이다. 콩은 영양 적인 면에서 '밭의 고기' 이상이다. 콩은 쇠고기보다 단백질은 2배, 지질 은 3배, 철분은 4배, 비타민 B1은 4배 많이 들어 있다. 또 쇠고기에 전 혀 없는 당질과 섬유질도 많이 들어 있다. 콩의 지질 함유량은 18% 정 도인데, 대부분이 불포화지방산으로 되어 있어 오염된 우리 혈관을 청소 하는 역할을 한다. 콩은 뇌의 구성물질이기도 한 인지질 때문에 기억력을 향상시키는 '두뇌식품'이 되며, 콩의 올리고당은 장내 유산균의 먹이가 되 어 장내환경을 건강하게 만들어 주는 역할을 한다. 물론 콩은 그대로도 좋지만 된장, 청국장 등 발효 가공식품을 먹게 되면 콩이 가지고 있는 영 양분 외에 비타민 B군, 비타민 K 그리고 항산화물질 등이 새로 생겨나게 된다.

콩에는 필수 아미노산이 모두 들어 있지만 메치오닌이라는 아미노산이 조금 부족했기에 불완전한 단백질식품이라는 소리를 듣기도 했다. 그런데 메치오닌이 문제가 되는 경우는 전체적으로 단백질 섭취량이 적을 때라 고 한다. 오히려 콩에 메치오닌 함량이 약간 적은 것이 콩의 장점이라는 의견도 있다. 이른바 '칼슘 절약 효과' 때문이다. 하지만 달라진 단백질

평가방법이 적용되어 콩은 완전식품으로 평가되었고, 쇠고기는 이보다 10% 정도 열등한 단백질로 평가되고 있다. 이런 이론적인 근거를 바탕으로 현재 미국에서는 학교급식에 동물성 식품을 콩으로 대체하는 혁명이 일어나고 있는 것이다. 우리가 단백질을 섭취하면, 단백질 안에 있는 황s은 칼슘을 동반하여 소변 중으로 빠져나가게 된다. 그런데 콩에는 마그네슘이 많이 들어 있어 칼슘이 빠져나가는 것을 막아준다. 뼈의 건강을 위해서는 칼슘뿐 아니라 여러 미네랄이 풍부하게 들어 있는 콩 섭취는 반드시 필요하다.

두유 vs 우유

두유에는 불포화지방산이 많이 들어 있고 우유에는 몸에 나쁜 포화지방산이 많이 들어 있다. 두유에는 콜레스테롤이 없지만 우유 한 컵에는

34mg의 콜레스테롤이 함유되어 있다.

두유가 전체 콜레스테롤 수치와 나쁜 콜레스테롤의 수치를 낮춰주는 역할을 한다면, 우유는 전체 콜레스테롤 수치와 나쁜 콜레스테롤 _{저밀도 콜레스테롤} 수치를 높인다. 그 밖에 두유에는 심장질환 및 암 발병 가능성을 낮추는 이소플라본, 즉 '피토 에스트로겐 _{식물에 존재하는 호르몬 유사물질로서 혈액과 에스트로겐 공급을 원활하게 해 준다}'이 많이 들어 있다. 어떤 연구에서는 이소플라본을 함유한 콩 단백질을 식단에 첨가하기만 하면 뼈 밀도가 증가하여 골다공증을 치료할 수 있다는 분명한 사실을 밝혀내기도 하였다. 하루에 두 번 두유를 마시는 남자는 그렇지 않은 남자에 비해 전립선암에 걸릴 확률이 70%나 낮다는 통계도 있다.

예전 식물성 기반의 식사를 할 때는 얼마나 동물성 단백질을 먹느냐가 관건이었지만 지금은 반대로 얼마큼의 콩을 먹느냐가 건강의 척도가 되고 있다고 해도 과언이 아니다. 영양학자들은 식물성 단백질은 70%, 동물성 단백질은 30% 정도를 섭취하기를 권하고 있다. 이제는 집집마다 단백질을 어떻게 섭취할까에 대한 '단백질 전략'을 짤 필요가 있다고 생각한다. 너무나 많은 먹을거리와 정보가 우리 앞에 놓여 있지만 잘못된 식습관을 계속하고 있다면 아무도 건강과 장수를 장담할 수 없게 되었다.

콩과 쇠고기의 영양 비교

단백질, 당질, 지방, 섬유질의 단위는 (g)이고 나머지는 (mg)임

	단백질	당질	지방	칼슘	철분	지아민	VitA	니아신	섬유질
소고기	19.8	0	6.8	11	1.8	0.08	7	4.7	0
콩	41.8	18.8	17.8	213	7.5	0.32	0	3.0	4.5

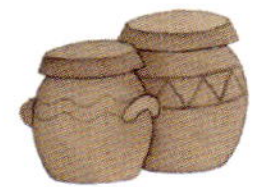

황금콩을 아시나요?

2000년대 초, 내가 된장 쇼핑몰을 시작할 때만 해도 약간 비싼 된장을 소개하려면 적지 않은 부담이 있었다. 그 무렵만 해도 전통된장은 그저 부모님에게서 얻어다 먹는 것이란 생각이 많았던 시절이었다. 요즈음 전통된장의 가치와 효능이 많이 알려지게 되면서 전통된장에 대한 이미지도 상당히 개선되었고 판매도 활성화되고 있다. 이제 우리나라에서 전통된장이 더 고급이라는 것, 더 맛있다는 것 더 건강에 좋다는 것을 모르는 사람은 별로 없다. 하지만 '우리 것이 좋은 것이여'라는 맹목적인 애국심에 호소해서 전통된장을 팔 때는 지난 것 같다. 그렇기 때문에 전통된장이 고급이 될 수밖에 없는 이유를 과학적으로 증명하는 작업이 많아져야 한다고 생각한다.

그런데 콩의 생산농가가 줄어들고, 자급률이 줄어들면서 오히려 국산콩의 가치가 극대화되는 측면도 있다. 콩의 자급률을 높이기 위해서는 콩밭을 대규모, 대단지화해야 한다는 주장도 있는데 우리보다 노동생산성이 낮은 일본의 경우도 콩밭의 규도를 대단지화하면서 자급률이 올라가고 있는 것을 참고하면 어떨지… 콩밭이 대규모화가 되면 당연히 콩의 품종을 선택하는 것이 중요해질 것이고, 그것은 최종 가공제품에 어떤 품종의 콩을 사용했는지 명확하게 드러나게 될 것이다. 된장이나 두부를 만들기 위해서는 무엇보다 단백질이 풍부한 콩이 필요하다. 국산콩, 일본산 콩, 중국산 콩, 미국산 콩을 실험한 결과를 보면 단백질 함유량이 열거한 순서대로 많이 들어 있는 것을 알 수 있다. 예를 들어 국산콩은 미국산 콩에 비해 10% 이상 단백질이 더 많이 들어 있다. 그러므로 된장을 만들고 두부를 만드는 데 가장 좋은 콩은 역시 국산콩이 될 수밖에 없다. 미국 콩은 기름 짜 먹기에 좋은 콩으로 육성되어 왔던 것이다. 된장용 콩을 비교해 보면 국산콩이 수입산 콩보다 모양, 크기, 색깔, 맛, 안정성, 조리상의 특성 등 거의 모든 면에서 우수한 것으로 나타났다.

하지만 우리나라에서 콩을 생산할 경우 미국에서보다 9배 정도 생산비가 높다. 콩의 노동생산성은 쌀의 1/4배, 보리의 1/2배에 불과하니, 어떤 농민이 콩을 재배하려 하겠는가. 일부에서는 콩의 자급률을 높여야 한다고 목소리를 높이고 있지만 경제성이 없으니 점점 콩 농사를 포기하는 농민이 늘어나고 있는 것이다. 된장이나 두부에 국산콩을 사용했다고는 하지만 이를 믿지 못하는 제도상의 허점도 지적할 수 있다. 하지만 국산콩과 수입콩이 엄격히 구분되어 판로가 확보되고 국산제품의 가격이 보장된다면 콩 농사로 수지를 맞추려는 사람도 늘어나게 될 것이다.

콩의 이름을 불러주세요

된장의 원료 중 가장 중요한 것은 콩이다. 소비자들도 마치 와인을 고르는 것처럼 콩 품종에도 관심을 가져주기를 부탁한다. 소비자가 콩에 관심을 갖게 된다면 된장 가공업체들이 가장 맛있는 된장을 만드는 콩을 선택하려 할 것이고, 콩 생산농가 역시 그 지역에 알맞은 최적의 콩을 심게 될 것이다. 이러한 선순환 구조가 전반적으로 우리 된장의 품질을 올리는 역할을 하게 되지 않을까.

풀무원의 자료를 참고하면 두부를 만들기에 가장 좋은 콩은 황금콩, 대원콩, 태광콩 순이다. 와인의 경우에는 원료, 즉 포도품종이 와인에 미치는 영향이 80%가 넘는다는 말이 있지만 콩의 품종이 된장에 영향을 미치는 경우는 얼마나 될까. 된장의 경우에는 맛있는 된장이 되기까지 콩의 품종도 중요하지만 메주 띄우기, 숙성 기간 등도 중요하기 때문에 와인의 경우처럼 품종이 차지하는 비율은 그리 크지 않을지도 모른다.

하지만 우리나라에서 생산되는 여러 콩을 비교한 자료에 따르면 맛을 좌우하는 아미노산 조성이 콩품종별로 심지어 2~3배의 차이가 있다는 것을 알게 된다. 그런 점에서 맛있는 된장을 만들기 위해서는 콩의 선택이 무엇보다 중요하다 할 것이다.

일본에서는 미소를 만들기에 적당한 콩으로 쓰루노고, 아끼다 등의 품종을 알아준다고 하는데, 이들의 생산량은 겨우 몇만 톤에 불과해 특별히 고급제품에만 가려 쓴다고 한다. 미소를 만드는 콩은 증자 烝煮 특성이 좋아야 하는데 예를 들어 흡습량은 콩의 2.2배가 될 정도로 부드러워야 하고 또 증숙 후의 색깔은 담색계의 색을 최고로 치고 있다. 미소용 콩의 경우 콩알이 큰 것이 선호되며 증숙 후의 색깔은 담색계의 색을 최고로 친다. 아무래도 대립종이면 알맹이는 많고, 상대적으로 껍질의 비율은 적기 때문인 듯.

일본 미소의 경우, 이런 까다로운 기준이 생산라인에도 적용되고 있다. 예를 들어 찐 콩을 손가락으로 눌러 보아 찌그러지는 콩의 총수를 계산하는데 최소 50개 정도를 골라 그 평균값으로 증숙도를 계산한다. 또 증두가 단단할수록 제품의 관능검사 평가가 나쁘게 나오는데 '찐콩'의 색조는 백미소, 담색계 미소, 적색계 미소 등으로 구별한다. 이런저런 구별법을 통해 수입산 콩보다, 일본산 콩이 미소용 적성에 가장 우수하다는 결론을 도출해 냈고 그 결과, 일본 미소제조에는 자국산 콩만을 쓰도록 한다는 기준을 마련해 놓고 있다. 우리나라에서 생산되는 국산콩의 대부분은 전통장류업체에서 사용되고 있지만 콩의 품종부터 철저하게 선별하여 장을 담갔다는 업체는 아직 보지 못했다. 콩의 품종을 알리고 싶어도 워낙 소규모 농가에서 생산된 콩을 모아 된장을 만들고 있기에 콩의 품종을 명기하는 데는 어려움이 있을 것이다.

하지만 앞으로 콩이 대규모 생산단지에서 재배되어진다면 콩의 품종을 정확하게 알 수 있다는 장점이 있다.

예전에는 콩 품종개발의 목표를 '다수확'에 두었다지만, 근래에는 '가공 적성에 맞는' 콩을 개발하는 데 우선순위를 두고 있다고 한다. 새롭게 개발된 품종 중에는 단백질 함량이 45% 가까이 되는 '단백콩'이나 비린내가 나지 않는 '진품콩' 등이 눈에 띈다. **단백콩**은 두부나 된장을 만들 때 쓰고, 비린내가 나지 않는 **진품콩**은 어린이나 외국인들을 위한 콩 가공식품을 만드는 데 이용하면 좋을 것이다. 콩알이 굵은 대립종이면서 단백질함량이 많은 '**황금콩**'은 요즘 장류용과 두부콩으로 제일 선호되고 있는 품종이며 우리나라에서 제일 많이 생산되는 콩이기도 하다. 우리가 와인을 구입할 때 포도 품종을 보고 고르듯이 서너 가지 정도의 콩 품종만 확실히 알고 있어도 된장을 먹는 즐거움이 배가 될 수 있을 것이다.

국산과 중국산 콩의 비교

콩을 비교 연구한 결과, 국산콩이 중국산 콩에 비해 성분이나 기능성 면에서 모두 효과가 높은 것으로 나타났다. 콩의 이소플라본 함량은 대원콩이 중국산에 비해 1.3배, 사포닌 함량은 1.2배 높았다. 또한 검정콩 껍질에 있는 안토시아닌 함량은 중국산에 비하여 4배, 폴리페놀 함량도 중국산에 비해 1.5배 정도 높게 나타났다. 청자콩의 경우는 중국산의 검은 콩에 비해 35% 이상 월등히 높은 항산화 효과를 나타내었다. 콩 종류에 따라 이처럼 기능의 차이가 현저하다면 콩 품종이 무엇인지, 또 국산인지 수입인지를 최종 제품에 표시하는 것은 당연하다 하겠다. 전통된장의 가치는 말로만 하는 것이 아니라 최종 제품의 라벨에 드러나야 하고 이를 소비자가 신뢰할 때 가능하다.

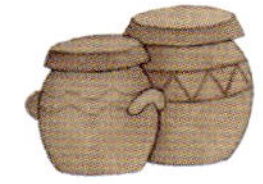

위대한 작업

공기 중에 있는 탄소와 산소, 수소는 쉽게 얻을 수 있지만 공기 중에 80%나 풍부히 있으면서 호흡으로 얻을 수 없는 질소는 우리에게 '그림의 떡' 같은 존재라고 할 수 있다. 우리가 질소를 얻는 유일한 방법은 질소를 포함한 식물이나 동물을 음식으로 먹는 것이다. 우리가 생명을 유지하기 위해서는 먹어야 한다는 것, 이것이 우리 인간의 딜레마가 아닌가 한다.

뿌리혹박테리아와 콩

공기 중에 있는 질소를 우리가 그대로 이용하지 못하는 이유는 질소의 결합이 단단하게 결합되어 있기 때문이라고 한다. 그런데 단단히 결합되어 있는 질소 N_2를 깨뜨려 식물이 이용할 수 있도록 해 주는 것은 놀랍게도 콩의 뿌리에 사는 미생물이다. 많은 토양 미생물 중에서도 유일하게 콩과식물의 뿌리에 있는 뿌리혹박테리아는 질소를 암모니아로 바꾸어주는 역할을 한다. 암모니아는 수소이탈효소의 작용으로 아미노산이 되고, 아미노산은 여러 화학결합을 통해 단백질이 된다. 이처럼, 인간에게 절대적으로 필요한 단백질을 먹이사슬 맨 아래 있는 미생물에 의존하고 있다는 것은 정말 놀라운 일이 아닐 수 없다. 반면 뿌리혹박테리아는 식물의 잎이 탄소동화작용으로 만들어 놓은 당분을 에너지원으로 살아가는데 이것이 콩과 미생물이 공생하는 모습이다.

우리가 먹은 콩은 소화효소에 의해 아미노산으로 분해되었다가 암모니아 NH_3 로 배출된다. 암모니아는 탈질소균에 의해 질소가스 N_2 가 되어 다시 공기 중으로 날아간다. 그러면 콩에 있는 뿌리혹박테리아가 다시 공기 중의 질소를 고정시켜 단백질을 만들게 된다. 이것이 그 유명한 '질소의 순환' 과정이다.

번갯불에 콩 구워 먹는다는 말

그런데 단단한 질소결합을 깨트리는 것은 뿌리혹박테리아만이 아니라, 바로 여름날, 우리를 깜짝 놀라게 하는 번개도 있다. 번개가 칠 때는 순간적으로 고온과 고압이 만들어지는데 이때 질소의 결합이 깨어진다는 것이다. 얼마 전, 인터넷을 통해 번개 치는 장면을 순간 포착한 사진을 보았는데, 콩 뿌리와 그 모양이 흡사해서 놀랐던 적이 있다. 우리가 흔히 쓰는 속담 중에는 "번개 불에 콩 구워 먹는다."라는 말이 있는데 진짜로 번갯불에 콩이 구워지는 것은 아니지만, 번개가 질소 생산에 관여한다는 점에서 매우 의미심장한 속담이라 생각된다. 또 '천둥번개가 자주 치면 풍년'이라는 속담도 있는데 이 또한 본질을 꿰뚫어보는 말이 아닐 수 없다.

땅심도 살리고 인간도 살린다

19세기 말, '식량은 산술급수적으로 늘고 인구는 기하급수적으로 늘어 날 것'이라면서 식량부족이라는 재앙을 걱정하던 맬더스 Thomas Malthus 라는 학자가 있었다. 그런데 화학적인 방법으로 질소 비료가 양산되면서, 식량 부족의 위기는 해결되는 듯 보였다. 하지만 이제 질소비료는 '식물의 생육, 수량 심지어는 성분의 밸런스를 깨트리고 땅의 산성화, 황폐화'를 가져왔다는 비난도 동시에 받고 있다. 그렇다면 질소비료의 남용을 피하면서 지구를 구하는 가장 확실한 방법은 무엇일까? 그것은 바로 자연순환에 의한 질소를 생성하는 방법, 즉 콩을 많이 심는 일이라 생각한다. 콩은 개간지나 개척지에 제일 먼저 심겨져 땅심을 북돋우는 역할을 하며 인간도 살찌게 한다.

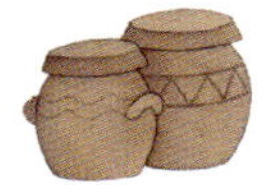

콩, 태평양을 건너다

서구인들이 콩의 가치에 눈을 떠 본격적으로 경작을 시작하게 된 것은 20세기 전후의 일이었다. 12세기 칭기즈칸이 유럽까지 진출했고 또 13세기 『동방견문록』이 나오면서 동서양의 거래가 활발하게 이루어졌는데도 더 일찍 서양에 콩이 전파되지 않았다는 것은 참으로 불가사의한 일이라고 말하는 사람들도 있다.

감자나 고추 등 대부분의 작물은 그 원산지로부터 전 세계로 퍼져 나가기까지의 과정이나 전달자 등이 명확하게 알려져 있지 않다. 그에 반해 콩은 서양으로 전해지기까지의 과정, 즉 콩씨의 전달자, 콩씨의 재배자와 장소 등은 물론, 콩의 연구 및 성과에 대한 기록 등이 비교적 상세하게 남아 있어 여간 흥미로운 것이 아니다. 콩의 경우처럼 작물의 전파경로가 밝혀져 있는 것은, 수많은 작물의 역사 중에서도 매우 드문 경우라 하겠다. 오늘날 미국이 세계 최고의 콩 생산대국이 된 데에는 사무엘 보엘, 벤저민 프랭클린, 윌리엄 모스, 헨리 포드와 같은 몇몇 선각자들의 역할이 컸다는 것을 밝혀두고자 한다.

사무엘 보웬, 간장을 만들다

18세기 중엽, 인도 자바 섬에 본부를 둔 동인도회사는 중국으로 가는 선박에 사무엘 보웬 Samuel Bowen 이라는 미국 선원을 태웠다. 이후 보웬은 중국 현지에서 제임스 플린트 James Flint 라는 영국인 통역관과 만나게 된다. 영국과 중국이 분쟁에 휩싸이게 되면서 그들은 중국 현지에서 몇 년간의 억류생활을 함께 한 끝에 풀려나게 된다. 그동안 중국인들이 다양한 방법으로 콩을 이용한다는 것을 알게 된 보웬은 귀국길에 콩을 가져오게 되었을 것이다. 보웬은 1765년 미국 조지아 주 선더볼트라는 곳에 콩을 심는다. 당시 미국은 영국의 지배를 받고 있었는데, 막 중국에서 돌아온 보웬에게는 콩 심을 땅이 없었다. 그는 조지아 주의 감독관이었던 헨리영 Henry Young 에게 부탁하여 콩을 심고, 이이어 보웬은 '간장 제조법'으로 특허 No.878을 받고 영국으로의 수출을 시도하게 된다. 이 때문에 '기술협회 Society of Arts '로부터 '제조 및 상업 부문'에서 금상을 받았고 영국의 조지 3세로부터는 200기니의 상금도 받았다고 전해진다. 이처럼 한때 선

토막상식

콩의 전파

유럽에 콩이 알려지기 시작한 것은 1739년 프랑스의 파리식물원에서가 처음이었다. 1789년에는 독일에서, 1790년에는 영국에서 콩이 재배되기 시작하였다. 사무엘 보웬 말고 미국 땅에 또 다른 경로로 콩을 들여온 사람은 벤저민 프랭클린이다. 당시 프랭클린이 남긴 편지에 의하면 1770년, 그가 직접 영국에서 미국으로 콩을 보냈다고 하였다. 이는 영국에서 공식적인 콩 재배가 이루어지기 20여 년 전의 일이라는 것을 알 수 있다. 이미 언급한 대로 프랭클린보다 6년이나 앞서 미국에 콩을 들여온 사람은 사무엘 보웬. 미국에서는 사무엘 보웬과 벤저민 프랭클린을 각각 다른 경로로 콩을 미국 땅에 들여온 개척자로 보고 있다.

원이었던 보웬은 서구에서 누그보다 빨리 콩을 접하게 되면서 훌륭한 사업가로 변모할 수 있었던 것이다.

헨리 영은 영국의 지인에게 다음과 같은 편지를 남겼다. "보웬이 중국에서 가져온 콩 vetches: 야생완두 을 심었는데, 3번이나 수확했고 지금 4번째 수확을 기다리고 있다. 중국의 도시에서는 이것을 샐러드로 먹거나 수프로 먹는다." 그는 또 콩나물 기르는 법을 설명하였는데 "콩을 불려놓았다가, 물 빠지는 그릇에 콩을 넣고 4시간마다 물을 부어주면 36~40시간 만에 싹이 난다. 이것을 기름이나 식초에 므치거나 다른 채소와 함께 볶아 먹으면 되는데, 이것은 괴혈병 치료제로도 쓸 수 있다. 이것은 풀이 나지 않는 곳에서도 쓸모가 많은 식물인데 따듯한 기후에서는 1년에 4번이나 수확할 수 있다. 6주가 되면 2피트 정도로 자라 덤불을 이루는데 특히 소에게는 훌륭한 사료가 된다. 탈곡하지 않고도 푸른 잎을 줄 수 있고 건초로도 이용한다."고도 하였다. 여기서 주목할 것은 이들이 처음부터 우리와 다른 용도로 콩을 심었다는 것이다. 우리는 콩 자체를 주로 식용으로 이용하기 위해 농사를 짓는 데 반해 이 무렵의 미국인들은 가축의 사료로 쓰기 위해 1년에 몇 차례나 푸른 콩잎을 이용했던 것으로 보인다.

두부를 알려준 사람

미국에서 가장 존경받는 역사적 인물은 '건국의 아버지들 Founding Fathers' 이다. 그중 벤저민 프랭클린은 가장 미국적인 정신을 '개척한' 인물로 유명하다. 그는 나이 스무 살이 되기 전에 도덕적 완전함을 이루겠다는 선언을 한 이래 청교도적인 근면함과 넘치는 학구열을 바탕으로 인쇄소 사장, 저

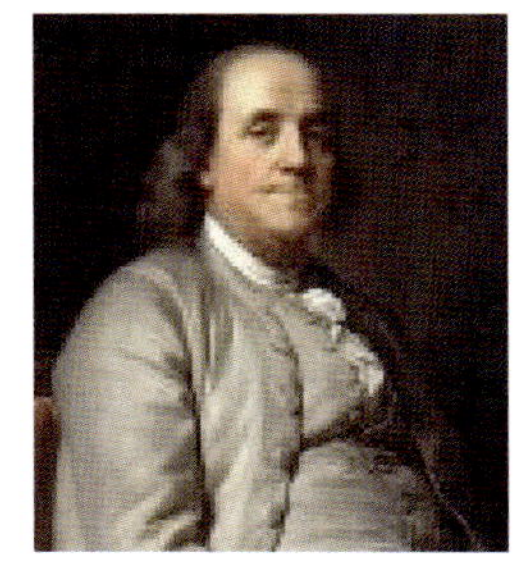

널리스트, 외교가, 발명가, 정치가를 지낸 사람이다. 벤저민 프랭클린(사진)은 영국에서 콩씨를 얻어 고향인 미국 필라델피아에 보내게 되었는데, 이때 콩씨를 얻게 된 과정, 콩을 재배하는 방법, 또 두부를 만드는 방법 등을 상세히 써서 그의 친구에게 보내기도 하였다. 콩 재배와 콩 식용의 역사가 너무나 오래된 우리로서는 누가 최초의 개척자인지 알 도리가 없지만 콩 재배의 역사가 짧은 미국에서는 누가 콩의 선구자인지 알 수 있어 꽤나 흥미롭게 생각된다.

벤저민 프랭클린의 편지

벤저민 프랭클린은 영국에서 콩을 얻어 미국 필라델피아에서 식물원을 운영하던 그의 친구, 존 바트람 John Bartram 에게 보내게 된다. 벤저민 프랭클린과 존 바트람은 1757년부터 수십 통의 편지를 주고받았다. 1770년 1월 프랭클린은 바트람에게 보내는 편지에서 '기술협회'에서 메달을 받은 바 있는 '잉글리시 Mr. Inglish'로 부터 콩을 얻었으며 콩으로 치즈와 같은 두부를 만들 수 있다고 하였다. 또 중국에서 몇 년간 살았던 플린트 Mr. Flint 에게 배웠는데, "콩을 갈아, 소금에서 저절로 흘러나오는 간수로 응고하면 치즈처럼 된다."고 하였다. 이것이 두부가 미국에 전해졌다는 것을 말해주는 최초의 자료이다.

그런데 벤저민 프랭클린이 언급한 '플린트'라는 인물은 누구일까. 사무엘 보웬은 당시 통역관으로 일했던 제임스 플린트와 5년이나 중국에 함께 있었다. 벤저민 프랭클린에게 콩과 두부에 대해 가르쳐주었다고 언급한 인물은 각각 잉글리시와 플린트다. 이들은 앞뒤 정황으로 보아 제임스 플린트와 동일인물로 보인다. 프랭클린은 한 편지에서 "미국에 아직 콩이 있는지 없는지는 잘 모르지만 지금 보내는 콩은 중국에서 바로 온 것이며, 앞으로 두부의 수요가 크게 증대될 것"이라고 하였다. 또 다른 편지에서는 "필라델피아와 중국 만리장성의 기후가 비슷하니 콩이 잘 자랄 것이다. 다만 콩 뿌리가 단단히 자리 잡으려면 적어도 7년은 기다려 보아야 한다."고 했다. 이때는 콩의 뿌리혹박테리아가 질소고정을 한다는 과학적인 사실이 규명되기 한참 전이었는데, 그가 7년을 기다리라는 것은 혹시 뿌리혹박테리아가 토양에 정착되는 시간을 기다리라는 의미가 아니었을까. 그는 또 스코틀랜드의 물리학자들이 시험 삼아 심은 콩은 가장 좋은 ^{중국}수입콩의 품질과 동일하다고도 하였다.

프랭클리니아

그들이 주고받은 편지내용을 참고하면, 바트람은 프랭클린의 도움을 받아 미국과 영국 사이에서 식물과 씨앗에 관한 일종의 무역을 했던 것으로 보인다. 바트람과 프랭클린의 후손들도 친구였던 아버지들처럼 각별한 관계를 이어 나갔다. 존 바트람과 그의 아들 윌리엄 바트람은 1765년, 조지아 주 강가에서 처음 보는 식물을 발견하고는 프랭클린의 이름을 따서 '프랭클리니아 franklinia'라고 명명하였다. 신기하게도, 프랭클리니아는 그때 이후 야생의 상태에서는 전혀 발견되지 않는다고 한다. 현재 미국 전역에 퍼져 있는 프랭클리니아는 모두 바트람 식물원이 고향이다. 바트

람 식물원은 미국에서 가장 오래된 식물원으로 2백 년 전, 영국에서 보
냈던 벤저민 프랭클린의 콩씨가 아직도 일일이 손으로 채집되어 재배되
고 있다고 한다. 오늘날 많은 미국 사람들은 '콩과 두부'를 미국땅에 들
여온 사람으로 벤저민 프랭클린을 지목하고 있다. 후에 헨리 포드도 그랬고…
훌륭한 사람들은 콩의 진가를 제대로 알아보는 법이다.

콩의 학명

서구인으로는 처음으로 콩에 대한 책을 쓴 독일학자 켐퍼(1712년)는 2년 동안 일본에서 살았
다. 그는 콩을 일본에서 부르는 대로 'Daidsu 大豆'라고 하였으며 일본 사람들이 어떻게 미소
와 간장을 만드는지 자세히 기록해 놓았다.

'리네우스'라는 스웨덴 학자는 1753년 콩의 품종을 분류했다. 이 무렵 콩의 학명은 20여 가
지가 넘었다. 미국의 '파이퍼' 박사는 *Soja max(L.) Piper* 라고 하였는데 Soja는 러시아어로
'콩'이라는 뜻이다. 'Max'는 야생콩과 재배콩의 차이를 주장한 러시아의 식물학자 '맥시모비츠
(Maximowitcz)'의 이름에서 나왔다. L은 '리네우스'를 뜻하는 것으로 처음 콩을 분류한 학자
이다. 캘리포니아 농업대학의 '메릴'이라는 교수는 국제법에 따라 *Glycine max(L.)Merrill* '이
되어야 한다고 주장하였다. 하지만 1984년 히모위츠(Hymowitz)와 뉴웰이 **야생종**은 '*Glycine
soja*', **재배종**은 '*Glycine max*'로 확정함으로써 콩 이름에 대한 오랜 논란에 종지부를 찍었
다. 그동안 콩의 학명이 중구난방이었던 것은 그만큼 콩의 품종이 다양했기 때문으로 추정된다.

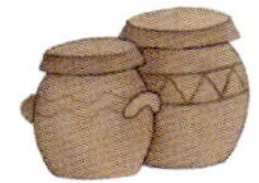

콩의 아버지가 있다

콩이 너무 흔해서인지 우리에게는 없지만 콩의 역사가 겨우 2백 년 남짓한 미국에는 '콩의 아버지'가 있다. 미국 농무성에 근무하고 있었던 윌리엄 모스는 1910년 콩에 대한 34페이지짜리 보고서를 낸 이래 '북쪽 지역의 가치 있는 콩과작물에 대하여', '콩기름에 대한 보고서' 등을 연달아 보고하였다. 1923년에는 그의 가장 유명한 저서 『콩 Soybean 』 헨리 포드에게 영감을 주었던 것으로 보이는 책 을 저술하였다. 이즈음 서구에서는 뿌리혹박테리아가 토양을 비옥하게 한다는 사실을 알게 되면서 많은 과학적, 기술적인 진보가 이루어지고 있었다. 어떤 학자는 콩에 열을 가하면 콩의 영양이 훨씬 우수해진다거나 콩꽃은 일조량과 관계가 있다는 것을 발표하기도 하였다. 지금이야 생콩을 따으면 설사를 하는 등 소화가 잘되지 않는다는 것이 상식에 속하지만 당시에는 '발견'에 속할 만큼 획기적인 일이었다.

윌리엄 모스의 콩 원정대

미국에서 20세기 초반까지는 콩이 뿌리내리는 시기, 즉 콩이 미국 땅에 정착하는 시기였다. 미국 농무부는 직접 콩의 원산지로 뛰어들어 콩 연구에 박차를 가하고자 했다. 그때 이른바 '콩 원정대'의 책임자로 뽑힌 사람이 윌리엄 모스였다. 그와 함께 가게 된 팔면 도셋 Palmaon Dosette 은 베테랑 여행가였는데 일찍이 중국을

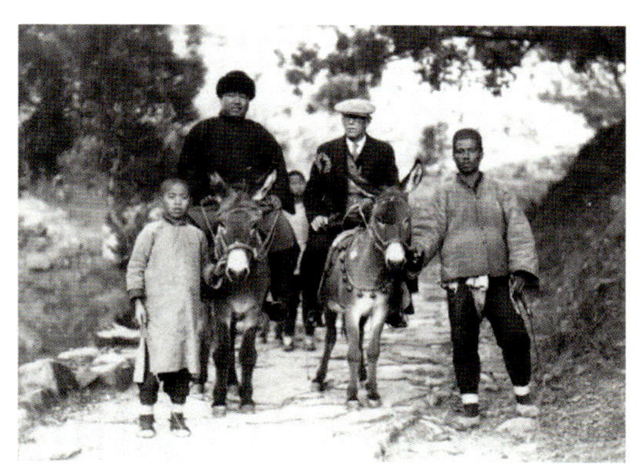

여행해서 많은 콩 종자를 미국에 가져온 사람이었다. 드디어 윌리엄 모스와 그의 아내와 딸, 그리고 팔면 도셋과 미망인이 된 도셋의 며느리 이렇게 5명으로 이루어진 '가족 탐험대'가 구성되었다. 콩 원정대의 정식 명칭은 '동양의 식물 탐험대 Dorsett – Morse Oriental Agricultural Exploration Expedition Collection '였고, 그들이 맡은 주 임무는 동양의 콩 유전자원을 수집하는 일이었다.

이 무렵 중국은 근대화 과정의 소용돌이에 휘말려 내정이 불안하기 짝이 없었고, 우리나라 또한 일본의 압제로 고통을 당하고 있던 시절이었다. 미국은 제1차 세계대전에 이은 경제 대공황에 접어들어 침체 분위기였다. 그즈음의 국제정세는 어디 가나 전운이 감돌았는데, 그런 분위기 속에서 태평양을 건너 동양을 탐험한다는 것은 그야말로 목숨을 건 여행이었을 것이다. 실제 메이어라는 탐험가는 1918년 양쯔 강 유역에서 시체로 발견되기도 하였다. 1929년 2월 26일, '콩 원정대'는 샌프란시스코

를 출발하여 3월 19일, 일본 요코하마 항에 도착하였다. 그들은 도쿄에 본부를 차렸는데 처음의 콩 유전자 수집은 일본 본토와 홋카이도에서 이루어졌다. 그해 10월 21일, 마침내 그들은 조선 땅에 도착하였다. 이듬해 가을 다시 우리나라에 왔을 때는 당시 조선을 여행 중이었던 러시아의 식물학자 바빌로프와 만나 수월 농업연구소 지금의 농진청 까지 내려왔다는 기록이 있다. 바빌로프는 "작물은 그 진원지에서 가까울수록 우성의 대립인자가 많이 존재한다."고 하면서 중국 동북부, 즉 만주 지역을 콩의 재배기원지로 주장하고 있는 유명한 학자다.

조선에서 3,379점의 콩 유전자를 찾아내다

'콩 원정대'는 총 6,100페이지에 이르는 공식문건과 3,369장의 흑백 및 컬러사진을 남겼는데, 사진 중에는 '조선 해주의 시골길을 따라 자라는 야생

토막상식

콩 원정대의 일지

1929년 2월 18일: 샌프란시스코를 떠남.
1929년 3월 20일: 일본 도쿄에 본부를 둠.
1929년 10월 21일~(6주간 체류): 조선에서 1,000여종의 콩 샘플을 채취. "아주 많은 변이
    종에 놀랍다"고 함.
1930년 4월 1일~(1주간 체류): 윌리엄 모스 단독으로 한국의 북쪽지역 방문.
1930년 가을(5주간 체류): "조선에서 모은 데이터와 사진만으로도 훌륭한 책을 쓸 수 있을
    정도"라고 하였음.
1931년 3월 4일 샌프란시스코에 도착.

'콩 원정대'가 동양에 머물렀던 근 2년간의 기록을 살펴보면 우리나라에는 총 84여 일을 체류했을 것으로 보여짐.

콩 Soja Ussuriensis '이라는 부제가 붙은 사진도 있다. 사진 아래에는 "만주와 일본에서 발견되는 야생종과 달리, 콩잎이 무성하고 더 크고 모양도 다르다."는 메모가 붙어 있다. 1861년 독일의 레겔과 마크는 만주 우수리 강 골짜기에서 자라나는 야생콩을 발견하고는 일찍이 'Glycine Ussuriensis'라고 발표한 바 있는데, 콩 원정대가 해주에서 발견한 콩과 같은 것은 아닌지….

콩 원정대가 동양에서 보낸 시간은 근 2년인데 우리나라에서 보낸 시간은 1, 2차를 다 합해도 2달 남짓이다. 짧다면 짧은 시간에 수천 종의 콩 유전자를 수집했다는 것은 놀라운 일이 아닐 수 없다. 일찍이 팔먼 도셋이 중국 동북 지방에서 거두었다는 콩 1,500종을 더해도 우리나라에서 거둔 콩이 중국이나 일본에 비해 상대적으로 상당히 많다는 것을 알 수 있다.

현재 콩과 관련하여 해외에 유포되어 있는 자료들을 보면 중국과 일본은 각각 '콩의 원산지', '풍부한 콩의 산지' 등으로 언급되는 데 반해, 한국의 콩에 대해서는 일언반구 특별한 언급이 없다. 물론 콩 원정대가 가져간 '조선의 콩'에 대해 의미 있게 다루어진 자료도 없다. '콩 원정대'가 방문했던 나라는 당시 일본의 영향력 아래 있었던 조선 땅이었기에 당시에는 원산지를 명시해놓는 것이 마땅치 않았을 수도 있다. 더 안타까운 것은 이 무렵 수집되었던 많은 콩 품종들은 미국 농무성의 무관심과 보존 시설의 미비 등으로 대부분 폐기되었다는 것이다.

조선에서 수집된 콩

윌리엄 모스 일행이 수집한 총 4,578점의 콩 유전자를 나라별로 살펴보면 조선에서 수집한 콩은 3,379점(73.8%), 일본의 콩은 579점(12.6%), 만주의 콩은 513점(11.2%) 그리고 중국의 콩은 110점(2.4%)이란 것을 알 수 있다.

'콩 사절단'을 보내자

월리엄 모스는 연구실에만 머문 학자가 아니라 '행동하는 지식인'이었다. 그는 3차례에 걸쳐 미 대두협회의 회장을 지냈고 세계 최초로 콩 박람회를 기획한 인물이었다. 콩의 대중적인 확산과 산업화에 기여한 공로를 인정받아 그는 미국에서 '콩의 아버지'로 불리게 되었다. 1984년 히모위츠 Theodore Hymowitz 박사는 '콩 원정대'를 기념하는 50주년 회고록을 편찬하였는데, 콩 원정더가 수집했던 콩 유전자원 중에서 남은 것은 945종뿐이라고 하였다. 좀 위로가 되는 것은 이른바 '콩 원정대'가 가져온 '동양의 콩' 읕부가 벤저민 프랭클린의 친구가 운영하던 '바트람 식물원'에서 자라고 있다는 사실이다.

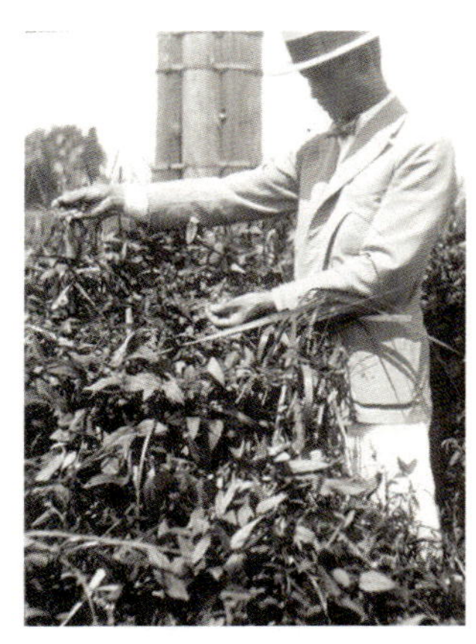

현재 미국은 세계 최대의 콩 생산대국이지만 주로 동물의 사료나 콩기름에 이용하지, 직접 식용에 이콩하는 것은 예나 지금이나 3% 정도에 불과하다고 한다. 우리가 알고 있는, 즉 콩이 건강에 좋다는 상식은 모두 서구, 그 중에서도 미국 학자들의 연구결과를 바탕으로 하고 있다. 하지만 보통의 미국 사람들은 아직드 콩 먹는 것을 낯설어한다. 많은 육식과 가공식품 등으로 인해 비만 인구가 사회 문제시되고 있는 미국인들에게 지금 필요한 것은 제대로 콩을 먹는 일이라고 본다. 지금이라도 서구인들은 제대로 콩 먹는 법을 배우기 위해 우리나라에 '제2차 콩 원정대'를 파견해야 하지 않을까한다. 아닌, 우리가 '콩 사절단'이 되어 서구에 콩 먹는 법을 제대로 알려주러 가자.

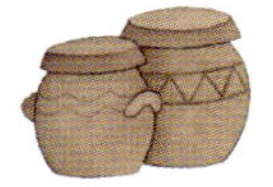

자동차왕, 콩왕 되다

'자동차의 왕'이라고 알려진 헨리 포드 Henry Ford 1863~1947 는 콩 플라스틱으로 자동차를 만들고 콩 섬유로 양복을 지어 입고 다녔던 최초의 사람이었다. 그는 일명 '콩고기'라 불리는 식물성 대두단백식품이 개발되는 데도 큰 역할을 하였다. 그는 미국이 1차, 2차 세계대전을 지나면서 명실상부한 '콩의 제국'이 되는 데 튼튼한 초석의 역할을 담당했다.

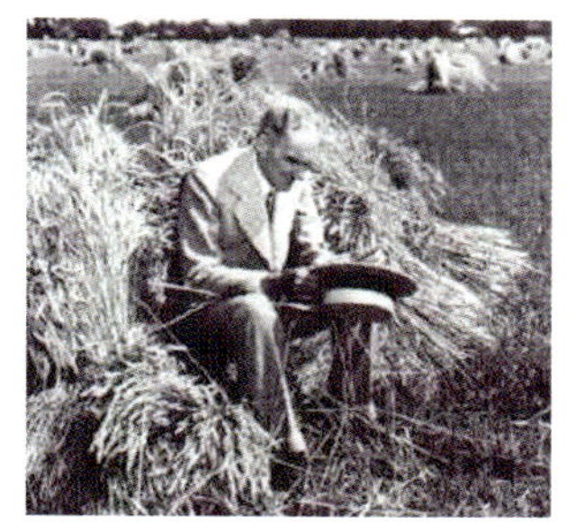

헨리 포드, 콩을 선택하다

서양사람 치고는 유별나게 콩을 좋아했다는 정도를 넘어서 헨리 포드는 콩을 알게 되자마자 곧바로 콩에 대한 비전을 세우고 실천한 사람이었다. 헨리 포드의 자서전에 보면 그의 부인은 '기도하는 사람 prayer'이고 헨리 포드는 '꿈꾸는 사람 dreamer'이라는 말이 있는데 그는 '콩 꿈'을 실천한 사람이었다.

당시 자동차는 특권층의 전유물로 생각되던 시절이었지만 포드는 부자나 가난한 사람이거나 누구나 탈 수 있는 값싼 자동차를 만들고자 하였다. 헨리 포드의 자동차 분야어서의 업적이 워낙 탁월하다 보니 '콩의 업적'에 대해서는 그다지 부각되지 않는 점이 있다.

헨리 포드가 콩을 선택했을 때만 해도 아메리카라는 신세계에 콩이 정착된 지 얼마 되지 않았던 때였다. 들판에서는 콩이 영글고 있었지만 식탁이 아니라 가축의 먹이로 직행하고 있던 시절이었다.

포드가 콩에 대해 강력한 확신을 갖게 된 것은 '콩의 아버지' 윌리엄 모스가 쓴 『콩 The soybean 』을 읽고 난 다음이었다. 포드를 다룬 책이나 전기들은 거의 자동차와 관련된 업적을 다루고 있지만 특이하게도 미시간 대학의 루이스 교수는 『헨리 포드와 그의 신비한 콩 Henry Ford and His Magic Beanstalk 』이란 제목으로 책을 출판하였다. 헨리 포드에 관해서는 이 책을 많이 참고하였다. 어느 날 『콩』이라는 책을 우연히 손에 넣게 되었을 때 헨리 포드는 마치 마술에라도 걸린 양 꼼짝도 하지 않고 한자리에서 다 읽었다고 전해진다. 마치 흙 속에서 진주를 발견한 느낌이었을까.

콩으로 의식주의 혁명을 이루다

헨리 포드는 미시간 주에서 실제 경작되는 모든 농작물에 대한 테스트를 실시하였는데, 그때 가장 가치 있는 농산물로 콩을 선택하였다. 콩이 선발된 이유는 단백질과 지질이 둔부할 뿐 아니라, 섬유질의 용도가 다양하고, 수분이 적어 저장에도 용이하다는 점, 그리고 매년 경작할 수 있다는 점 때문이었다.

한편 헨리 포드는 당시 사회 분위기와는 무관하게 매일 콩 음식을 이용했던 것으로 보인다. 그는 두유에 단풍 시럽이나 사탕수수 시럽 혹은 꿀을 넣어 먹는 것을 아주 좋아했다고 하며 나중에는 두부를 만들어 먹기도 하였다. 그는 또 우유에 알레르기가 있었던 아기들에게 두유를 먹이는 실험을 몇몇 의사들과 함께 공동으로 시도하기도 하였다. 또 두 차례의 '세계 박람회'에서 획기적인 다양한 콩 조리법을 선보여 여론의 시선을 한 몸에 받기도 하였다.

한편 헨리 포드는 78세 생일날, 그의 연구진이 개발한 콩 섬유로 만든 양복을 입었다. 울이나 실크는 모두 동물에서 유래되기 때문에 원료 가격이 비싸고 제한적이라는 단점이 있지만 콩 섬유는 해마다 콩을 경작할 수 있기 때문에 비용이 저렴하다는 것과 또 재생 가능하다는 것이 큰 장점으로 생각되었다. 최근 콩 섬유는 아이들 옷이나 속옷, 스포츠 의류 등으로 속속 상품으로 출시되고 있다.

헨리 포드는 그의 별명 '콩의 왕'에 걸맞게 의, 식, 주 3가지 영역을 모두 넘나든 발명품을 선보였다고 생각된다. 헨리 포드가 사망한 지 2년 후 콩단백이 상품화되었으니 식생활 부분에서 그러했다. 또 콩 섬유로 만든 넥타이와 양복까지 입고 다녔으니 의생활 부분에서도 그는 선구자였다.

자동차는 현대인들에게 '제2의 집'이나 마찬가지이기 때문에 주생활의 영역을 확장해 본다면 '콩 자동차 시도' 역시 전대미문의 획기적인 일이었다. '자동차왕'이자 '콩왕'인 헨리 포드는 얼마 전 <포춘지>로부터 '20세기 최고의 경영자'란 명예를 얻었다. 미국이란 콩의 불모지에서 '21세기 최고의 작물'인 콩을 '20세기 최고의 경영자'는 일찍이 알아보았던 것이다. 헨리 포드에 대해서는 2007년도에 출간한 『우리콩 세계로 나아가다』란 책에 자세하게 썼기 때문에 이번 책에서는 간단하게 정리했다.

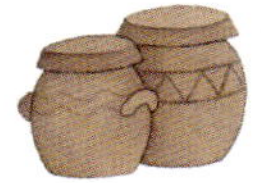

월드 베스트 우리 소금

장醬을 담그는 데 소금은 없어서는 안 되는 재료다. 소금素金을 풀어 쓰면 '하얀 금'이다. 금과 같이 귀한 가치를 지녔다는 뜻에서 나온 말인 듯싶다. 소금의 중요성은 누구나 알고 있지만 그만큼 우리가 좋은 소금을 먹고 있는지는 의문이다. 우리나라에는 폴란드의 암염광산처럼, 그저 캐기만 하면 얻을 수 있는 소금은 존재하지 않는다. 대신 소금을 얻으려면 바닷물을 막고 그 물을 바람과 햇볕에 졸여 천일염을 만들어야 하는 지난한 작업이 요구되었다.

천일염의 명예회복

우리나라 서해염전은 세계 3대 천일염전에 속한다고 하는데 그만큼 소금의 질이 우수하다는 것이다. 하지만 그동안 '낫 놓고 기역자도 모르듯이' 우리 곁에 있는 소금이 좋은 줄도 모르고 지나온 세월이 반세기가 넘는다. 해방 이후 근 50년 동안 우리는 천일염을 식품의 제조, 가공에는 쓸 수 없는 광물질로 분류해 놓고 있었다. 근래 들어 천일염의 가치가 국내외에 널리 알려지면서, 2008년 들어서야 겨우 식품으로서의 법적 지위를 부여받게 되었다.

천일염이 명예회복을 하게 된 것은 해당 업계나 해당 지자체의 끊임없는 노력도 있었지만, 『한국 소금에 미친 남자』 같은 소금에 대한 책들도 큰 역할을 하지 않았나 싶다. 보통 천일염에 80여 종의 미네랄이 들어 있다고 하지만 위의 책을 쓴 우에다 히데오라는 학자는 한국 천일염에는 총 92종의 미네랄이 들어 있다고 하였다. 일본은 섬나라이어서 염전 형성이 어렵고 그나마 겨우 명맥을 이어가던 염전마저 근대화 과정 동안 거의 없어졌다고 한다. 우리 또한 많은 염전이 사라졌지만 그나마 신안을 중심으로 한 서해안 염전은 예전의 모습을 많이 회복하고 있는 중이다. 천일염에는 수십 종의 미네랄이 들어 있지만 정제염에는 보통 나트륨과 염소이온으로 대표되는 2종의 미네랄이 들어 있을 뿐이다.

우리나라 천일염은 세계에서 가장 품질이 좋다고 알려진 프랑스의 게랑드 소금보다 칼륨은 3배, 마그네슘은 2.5배나 많은 것으로 나타났다. 그리고 염도 비교에서 보아도 우리 소금이 덜 짜면서도 미네랄은 풍부한 것으로 나타났다. 그런데 우리나라의 천일염 가격은 게랑드의 천일염에 비해 그 가격이 50분의 1 정도밖에 되지 않는다. 그만큼 아직 우리나라의 천일염은 저평가되어 있다. 우리나라가 천일염을 직접적인 식용으로 금지했던 이유는 바닷물의 오염으로 비소나 납 등 중금속이 검출된다는 것 때문이었다.

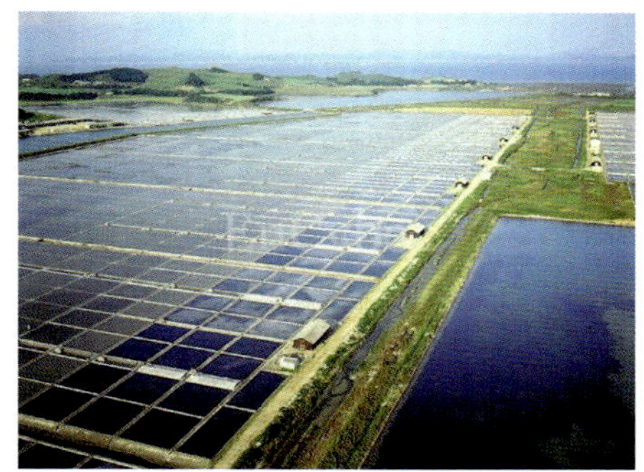

서산시 염전

하지만 천일염에서 간수를 빼버리거나 소금을 굽거나 볶으면 문제를 해결할 수 있는 방법이 있었는데도 '빈대 잡으려다가 초가삼간 태운다'는 격으로 천일염 자체를 부정하는 정책을 펴 왔던 것이다.

우리가 그동안 천일염 대신 먹었던 소금은 정제염이었다. 정제염은 마치 현미를 정제한 백미를 먹는 것과 같다. 백미에는 주로 탄수화물만 있을 뿐 비타민과 미네랄, 섬유질 등은 다 제거되어 있는 것처럼 정제염에는 원래 소금에 있었던 다양한 미네랄은 없어지고 나트륨만 다량 남아있게 되는 것이다. 바로 정제염을 많이 먹게 되면서 '소금 섭취'가 문제가 되었다고 여겨진다.

에스키모인들과 비교하지 마라

"소금을 조금 먹으면 고혈압드 없다."는 사례로 에스키모인들이 많이 거론되는데, 간과하지 말아야 할 것은 그들의 평균수명은 40대라는 점이다. 좀 미안한 말이지만 그들은 말하자면 고혈압에 걸리기 전에 이미 사망하는 사람이 많다는 것이다. 에스키모인들이 소금을 거의 먹지 않아도 되는 것은 그들이 많이 먹는 생선에는 이미 염분이 함유되어 있기 때문에 소금이 많이 필요치 않다는 점도 있다. 하지만 우리가 많이 먹는 채소에는 칼륨이 많은데, 이의 균형을 맞추려면 나트륨의 섭취는 필연적이다. 우리 세포 내에서 나트륨과 칼륨, 칼륨과 나트륨은 균형을 이루고 있어야 한다. 말하자면, 칼륨이 많이 들어있는 채소 위주의 식생활을 영위하는 사람들에게는 적절한 나트륨(소금)의 섭취는 당연하다 할 것이다.

가장 적절한 소금 섭취량은 가인의 식습관 또는 개인이 속한 그룹의

식문화와 커다란 연관이 있다고 생각된다. 그런 이유로 소금의 절대량을 가지고 우리는 짜게 먹고 서구인들은 싱겁게 먹는다고 수평 비교하는 것은 큰 의미가 없다는 생각이다.

코리안 패러독스

WHO에서 권장하는 1일 소금의 섭취량은 5g이지만 우리나라 사람들의 소금 섭취량은 20g이 넘는다고 한다. 세계에서 짜게 먹기로 소문난 우리나라 사람들은 다른 나라 사람들과 비교해 보면 세계에서 고혈압 환자가 제일 많아야겠지만 꼭 그렇지는 않다.

그러고 보면 소금을 많이 먹는데도 고혈압 환자가 많지 않다는 것, 이 것을 '코리안 패러독스'라고 할 만하다. 우리에게 필요한 소금의 섭취량은 개개인의 식습관 즉, 나트륨과 칼륨의 균형에 달렸다고 본다. 그렇기 때문에 소금의 절대적인 양보다는 오히려 어떤 소금을 먹느냐가 더 중요하다. 프렌치 패러독스란 다른 나라만큼 많은 육식을 하는 프랑스인에게서는 다른 서구 국가들보다 고혈압 환자가 현저히 적다는 것에서 나온 말이다. 프랑스인들이 고기를 많이 먹는데 고혈압이 적은 이유도 와인을 많이 마시기 때문이라고 한다.

수입산보다 더 좋은 소금

그렇다면 소금을 잘 먹는 방법은 무엇일까. 그것은 천일염을 먹는 것이기도 하지만 무엇보다 우리 된장과 간장을 적절히 이용하는 것이라고 말하고 싶다. 좋은 소금이란 사람에게 해로운 중금속은 없으면서 풍부한 미네랄을 가지고 있는 소금이어야 한다.

예로부터 장은 수년씩 간수를 뺀 천일염으로 담근다. 간수를 뺀다는 것은 물분자보다 무거운 중금속 즉 비소와 납 등을 없애버린다는 뜻일 것이다. 전통간장은 소금의 기능은 물론, 각종 항암물질, 항산화물질, 면역증강물질들도 함께 들어 있다. 간장 맛과 영양은 발효 기간을 거치는 동안 미생물의 효소작용에 의해 점점 풍부해진다. 또한 간장에는 원래 천일염에서 오는 미네랄과 원료 콩에서 유래 되는 미네랄이 더해져 있음은 물론이다.

국산 천일염과 세계 주요국 천일염의 미네랄 분석

(단위 : mg)

구분	국산	프랑스	중국	베트남/일본	멕시코/호주
칼슘	1,429	1,493	920	761	349
칼륨	3,067	1,073	1,042	837	182
마그네슘	9,797	3,975	4,490	3,106	100
나트륨	308,767	340,679	307,550	347,517	379,128

출처 : 전남보건환경연구원

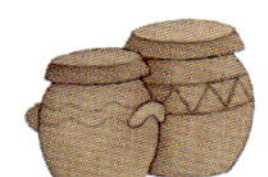

서목태 죽염간장

　우리나라만의 특산 소금이라면 천일염을 가공한 죽염이 있다. 죽염이 가치가 있는 것은 독성은 없으면서 미네랄이 풍부한 소금이 된다는 데 있다. 죽염을 만드는 방법을 보면 대나무에 천일염을 넣어 황토로 입구를 막고 1회~9회까지 굽는다. 대나무에 천일염을 채우고 그 입구를 황토 흙으로 발라 1,200도의 높은 온도에서 여러 번 굽는다. 마지막 9번째에는 송진을 태워 온도를 1,500도까지 올리는데 이때는 모든 것이 녹아 용융상태가 된다.

　우리나라에는 예전부터 대나무에 소금을 구워 이를 닦거나 하는 민간요법이 있었다. 이를 더 발전시켜 9회 죽염을 창제하고 그것을 '신약' 수준에 올려놓은 사람은 고 故 김일훈 선생이다. 그런데 그 죽염보다 더 좋은 소금은 죽염간장이라 생각한다. 그중에서도 서목태로 만든 서목태 죽염간장이 '최고 중의 최고'라 말하고 싶다. 서목태 죽염간장은 콩 중에서도

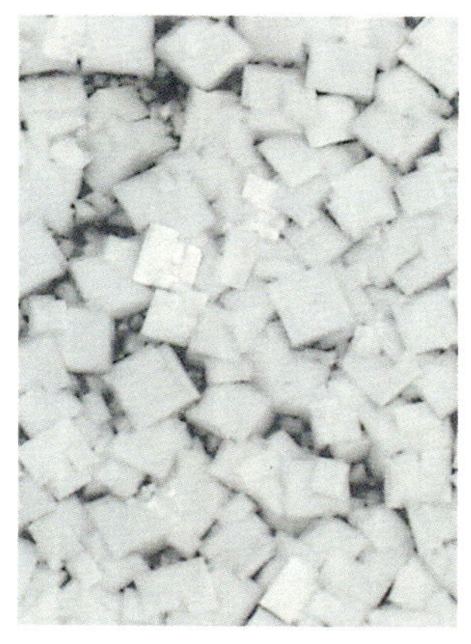

신안 자은염의 천일염: 소금 결정이 되는 순간

가장 약성이 좋다는 검은 '약콩'으로 메주를 띄우고 일반 천일염 대신 죽염을 넣은 것이다. 서목태 죽염간장은 육지의 콩과 바다의 소금을 기본으로 황토성분, 대나무 성분까지, 즉 지구상에서 얻을 수 있는 모든 미네랄이 함축되어 있을 것이다.

우리나라에는 이웃나라들이 부러워하는 질 좋은 천일염이 있고, 또 천일염을 가공한 죽염도 있다. 또한 천일염이나 죽염을 이용한 소금 중의 소금, 된장과 간장도 있다. 이렇게 다양한 소금이 있는데도 정제염을 식탁염으로 이용한다는 것은 너무나 어리석은 일이라 생각된다. 앞으로 우리나라 서해안 천일염이 제대로 평가를 받는다면 우리나라의 전통된장과 전통간장의 가치가 올라가게 될 지도 모를 일이다.

나는 죽염 애호가

1회나 3회 구운 죽염은 평소 요리할 때 사용하고 있고 9회 구운 죽염은 상비약으로 사용하고 있다. 죽염은 눈이 뻑뻑하거나 목이 칼칼할 때, 그리고 잇몸이 아플 때 등 소소한 곳에서 특별한 효험을 경험하고 나서는 언제나 주위 사람들에게 선물도 하고 권장하는 식품이 되었다. 죽염을 처음 접하는 사람에게 먼저 죽염을 조금 입에 넣어보라는 말을 하고 싶다. 아마 정제염을 먹었다면 황급히 물을 찾아야 하지만 죽염을 먹은 후에는 물을 찾지 않아도 될 것이다.

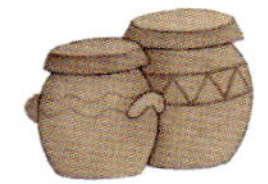

가짜소금을 버려라

한 번은 '밥＋된장찌개＋김치＝장수식단'이란 인터넷 기사 아래 신문 기사가 나가자, 많은 댓글들이 달려 있는 것을 보게 되었다. 물론 우리 전통식단은 건강식이라는 긍정적인 의견도 있었지만 어떤 나라나 그 나라의 전통식은 다 장수식인데 우리 것만 좋다는 식의 기사는 이제 그만 하라는 의견도 있었다. 역시 많은 사람들은 김치와 된장을 짠맛의 대명사로, 혈압을 올리는 주범으로 인식하고 있었다.

거듭 말하지만 짭짤하기로 말한다면 소금이 먼저고 그 다음이 장이다. "소금에 절지 않는 놈이 장에 절까?"라는 속담이 있는 것을 봐도 알 수 있다. 소금의 염도는 80％ 이상이고 장의 염도는 20％ 정도다. 보통 우리 가 먹는 국의 짜기는 0.6％ 정도 되는데 이 정도로 국의 간을 맞추려면 약 2g~3g 정도의 된장만 있으면 된다. 1/2 티스푼 정도. 소금은 음식을 소화 하는 데 반드시 필요하고 또 미네랄 공급까지 우리 몸의 생리작용에 없 어서는 안 되는 물질이지만, 많은 사람들에게 소금은 '짠맛'으로 분류되 어 버린 것 같다. 우리가 짠맛이라고 느낄 때는 보통 우리 체액의 염도 인 0.9％보다 높으면 누구나 짜다고 느끼게 된다고 한다. 짠맛이 나쁘다고 할 때는 지나침을 경계하는 말이 되어야지 무조건 소금이 나쁘다는 것으로는 문제가 해결되지 않는다.

혈압을 올리는 소금, 정제염

천일염에서 염화나트륨 Nacl 만 추출한 것이 정제소금이다. 정제염은 다른 미네랄은 모두 없애버리고 나트륨과 염소이온이 지나치게 많이 들어 있어 혈압을 올리는 소금이요, 나쁜 소금이다.

요즘 잡지 등에서 광고를 많이 하는 허브소금을 보면 정제소금에 여러 가지 허브를 첨가해 미네랄 함량을 늘렸다는 것을 알 수 있다. 즉 좋은 소금의 기준이 바로 미네랄인 것을 보면 우리나라 천일염이 얼마나 귀한 존재인지 알게 된다. 천일염을 식품에 바로 이용되는 것이 금지되고 난 뒤 우리가 먹었던 소금은 꽃소금이란 이름의 가공소금이었다. 특히 각종 가공식품에 있어서는 정제소금의 사용은 당연시되었다. 우리 조상들은 천일염을 그대로 먹지 않았다. 반드시 '간수 뺀 소금'이어야 했고 그것도

토막상식

죽염의 환원효과

일본의 어느 학자가 우리가 보통 섭취하는 식품을 중심으로 '산화-환원 수치'를 발표한 적이 있다. 예를 들면 우유, 고기 등은 모두 산화-환원 수치가 플러스였다. 반면 생고구마, 된장, 인삼 등은 -200으로 환원효과가 높았다. 하지만 9번 구운 죽염의 경우 -450으로 가장 높은 환원효과를 나타내었다. 그 자료를 발표한 학자는 9번 구운 죽염은 지구상에서 가장 환원효과가 높은 식품이라고 한 바 있다. 치통에 죽염을 입에 물고 있으면 통증이 없어진다거나, 아폴로눈병에 죽염수를 넣어 효과를 보는 것은 일상에서 쉽게 경험할 수 있는 죽염의 환원효과라고 생각된다.

몇 년씩 묵혀야 먹는 줄로 알았다.

오랫동안 천일염은 식품 가공에 직접 이용되는 것이 사실상 금지되어 왔었지만, 민간에서는 여전히 천일염이 선호되어 왔다. 이는 오랜 경험 동안 천일염이 음식 맛을 좋게 한다는 것을 알았던 것으로, 법보다는 경험과 관행이 먼저였다. 하지만 해방 이후 오랫동안 대부분의 가정에서 식탁소금으로 썼던 것은 흰소금이라는 정제소금이었다. 하지만 일부 가정에서는 여전히 김치 담그거나 장을 담을 때 천일염을 사용해왔다.

나트륨과 소금은 다르다

우리가 소금이 나쁘다, 혈압을 올린다고 할 때는 나트륨이 문제인 것이다. 어쩌면 작금에서 제대로 평가를 받고 있는 천일염을 지킨 일등공신이 바로 우리 된장이라고 해도 과언이 아닐 듯싶다.

우리가 나트륨을 많이 섭취하게 되면 세포는 수분을 끌어 당겨 혈관이 부풀어 오르게 된다. 그렇게 되면 혈액의 흐름이 방해되어 혈압이 올라가게 된다. 이것이 나트륨이 고혈압을 유발한다는 직접적인 원인이다. 하지만 이러한 현상은 어디까지나 염화나트륨만으로 구성된 정제소금을 과다 섭취했을 때다. 즉 나트륨과 칼륨의 균형이 깨어진 정제염이 문제라는 의미다.

단순하게 염도를 비교해 보아도 천일염의 염도는 80% 정도지만 정제소금의 염도는 99%로 훨씬 짜다는 것을 알 수 있다. 염화나트륨인 정제소금의 맛은 온몸이 진저리가 쳐질 정도로 짜지만 여러 가지 미네랄이 조화롭게 들어 있는 천일염은 그 끝에 단맛이 묻어 있다. 천일염과 정제염 둘 다 소금이라고 말을 하지만 질적인 차이가 참으로 크다. 한편 천일염을 구워 만든 죽염을 입 안에 넣으면 의외로 갈증이 생기지 않는다는 것을 알게 된다. 짠 죽염을 먹었는데도 갈증이 나지 않는 것, 이것은 바로 생체 내에서 나트륨과 칼륨이 '항상성'을 유지하고 있다는 즉 몸에 좋은 소금이라는 반증이 아닐까한다.

최근 식품업계나 의학계에서는 고혈압은 나트륨의 과다섭취로도 생기지만 또는 칼륨의 부족으로도 생길 수도 있다는 의견을 내놓고 있다. 칼륨은 거의 모든 식물성 식품에 풍부하게 들어 있는 영양소인데 물론 된장과 김치에도 많이 들어 있다. 간수 뺀 천일염으로 담근, 된장과 김치는 칼륨이 많을 뿐 아니라 다른 미네랄도 조화롭게 들어 있다. 김치와 된장을 담글 때는 어김없이 '간수 뺀' 천일염이 사용되었다. 이 땅의 어머니들은 식품 분석을 배우지 않고도 정제염으로 김치를 담그면 김치가 빨리 물러지고, 된장은 맛이 없다는 겻을 일찍부터 터득하고 있었던 것이다.

나트륨 과잉시대

고혈압의 원인을 두고 소금의 과잉이라고만 한다면, 이는 지나치게 단순한 결론이 아닌가 한다. 앞서 말했지만 천일염은 미네랄이 풍부한 소금이고, 정제소금은 나트륨만 많은 불균형한 소금이다. 더 큰 문제는 보이지 않는 나트륨, 즉 각종 가공식품 속에 들어 있는 나트륨이다. 예를 들어 햄 가공품에는 아질산나트륨이 발색제로 들어가 있고, 우유에는 폴리인산나트륨이 유화제로 들어가 있고, 거의 모든 가공식품에는 에르솔빈산나트륨이 산화방지제로 들어 있다. 심지어 고혈압약 속에도 나트륨은 들어 있다.

물론 아이들이 좋아하는 각종 과자나 빵에도 나트륨이 포함된 여러 식품첨가물이 들어가 있다. 최근 들어 많은 아이들이나 젊은이들이 여름철이면 물병을 들고 다니는 모습을 흔하게 볼 수 있다. 이는 특히 외국물을 먹고 온 학생들이 만들어 낸 유행처럼 보였는데, 처음에는 생수를 어느 때라도 보충하기 위해서라고 생각했지만 가공식품이나 인스턴트식품을 통해 나트륨을 많이 섭취하게 되면서 시도때도 없이 요구되는 '수분' 때문이 아닐까 하는 의심을 해 보기도 한다.

짜지 않은 소금

우리나라는 겨울이 길고 추웠기 때문에 소금을 이용한 저장음식이 발달할 수밖에 없었다. 이젠 먹을거리도 다양해진데다, 냉장고란 저장시설이 있기 때문에 소금의 사용은 현저히 줄어들었다.

예전보다 싱겁게 먹는데도 고혈압 환자가 늘어난다는 것은 소금의 양이 아니라 소금의 질이 문제라는 것을 말해 주고 있다. 좋은 소금은 적절히 먹고 나쁜 소금은 먹지 않는 것, 이것이 소금을 대하는 우리의 자세가 되어야 한다. 특히 소금 염도의 1/4에 불과한 '짜지 않은 소금'이면서 미네랄 함량이 풍부한 된장, 간장, 고추장을 활용하는 것은 참으로 지혜로운 일이라 하겠다.

혹시라도 그동안 소금과 된장을 오해한 사람이 있다면 이 책을 읽고 생각을 바꾸는 계기가 되면 좋겠다.

● 세계 주요국의 천일염 염도

구분	염도
국산	85.03%
프랑스	90.30%
중국	95.09%
멕시코	99.30%
국산 정제염	99.05%

* 출처: 목포대학교 천일염 생명과학 연구소

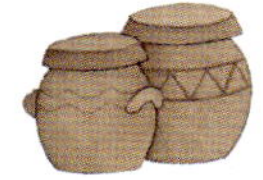

옹기가 있었기에

우리 집에는 구피라는 작은 물고기들이 옹기 안에 살고 있다. 물고기를 키워보신 분들은 알겠지만 새끼 나올 때가 되면 어미에게 조용한 독방을 주어야만 새끼를 잘 낳기 때문에 유리로 된 작은 어항도 2개나 된다. 근 반평생을 독일에서 사시는 막내 작은아버지가 한국에 나왔다가 잠깐 우리 집에 다녀가시게 되었다. 작은 아버지는 "유리항아리는 2주일만에 물을 갈아주지만 옹기는 물을 갈아주지 않는다."는 내 말을 듣고 반신반의하며 가신 일이 있다. 그 이유에 대해 우리끼리 얘기하듯 '숨 쉬는 옹기'이기 때문이라고 서둘러 말을 끝냈지만 제대로 이해하시는 것 같지는 않았다.

한국, 중국, 일본은 서로 이웃하면서 오랜 역사를 함께했기 때문인지 식생활 면에서도 닮은 점이 많다. 특히 콩은 3국의 아주 중요한 식재료라는 공통점이 있는데, 콩을 발효해 장을 담가 먹는 것도 비슷하다. 중국이 두유, 두부 등의 콩 가공식품을 많이 먹어 왔다면 우리와 일본의 경우는 된장이나 청국장 등 콩 발효식품의 비중이 더 큰 것 같다. 특히 우리된장의 특징은 콩 100%를 이용해 메주를 만드는 것과 이것을 옹기에 숙성시킨다는 점이다. 반면 지금처럼 공장된장이 보편화되기 전의 일본된장은 쌀이나 밀로 누룩을 넣어 참나무통에서 숙성시켰다. 우리나라에는 아직도 전통된장을 담가 먹는 경우가 많지만 일본의 경우에는 가정에서 장을 담는 경우는 거의 없고 공장된장을 주로 사먹는다. 그런데 전통된장과 공장된장의 가장 큰 차이 가운데 하나는 바로 옹기의 이용여부에 있다 할 것이다.

문화강국이었다는 증거

거듭 말하지만 콩을 익혀 먹는 것은 쌀이나 조를 익혀 먹는 것과는 다르다는 것을 알 수 있다. 쌀은 시루에 쪄먹을 수 있지만 콩을 먹으려면 고온에서 삶아야 한다. 콩은 수분이 13~14% 정도로 여간 단단한 게 아니다. 지금의 화력으로도 콩을 푹 익히려면 5시간 이상은 삶아야 한다.

고구려 때부터 인근의 중국 사람들로부터 '고구려 사람들이 장을 잘 담근다'는 말을 들었다는 것은 우리나라가 일찍부터 콩을 먹었고, 또 콩을 이용해 두장을 담가 왔다는 것을 의미한다.

콩을 삶으려면, 물이 새지 않는 용기가 있어야 했고, 그것도 무쇠솥과 같이 장시간 고온에서 견디는 내화耐火 용기가 필요했을 것이다. 이것이야말로 일찍이 우리 조상들이 불을 잘 다루었으리라는 것과 함께 높은 온도에서 보다 강도 높은 금속을 녹여내는 주조기술 뛰어났으리라고 추정케하는 강력한 근거의 하나일 것이다. 요즘 시중에는 현재 남아 있는 청동기유물 등을 증거로 우리나라가 중국보다 청동기문화와 철기문화에서 더 앞섰다는 것을 주장하는 역사책들이 속속 등장하고 있다.

우리 민족이 일찍부터 콩으로 장을 담가 먹었다는 것이 증명된다면, 한 때는 중국 본토와 대등했던 혹은 한 차원 높은 문화강국이었다는 것이 증명될지도 모를 일이다.

『제민요술』에서 소개하는 항아리 만드는 법

다음은 6세기에 나온 『제민요술』에서 말하는 항아리 만드는 법인데 그 당시의 기록이 남아 있지 않은 우리로서는 참고해 보는 것도 좋을 것 같다. "바깥으로 수분이 빠지지 않는 항아리를 쓴다. 항아리에서 수분이 빠지면 된장이 상한다. 콩을 쪄서 볕에 말리고 열탕에 넣어 껍질을 벗긴다. 여기에 황증 黃蒸, 초예, 맥국 麥麴 을 넣은 뒤 소금물에 넣고 자주 저어준다. 이를 20일 만에 먹을 수 있지만, 맛 좋은 것은 100일이 지나야 한다."고 하였다. 또 "두장 豆醬 은 육장 肉醬 이나 어장 魚醬 의 고기나 생선 대신 콩을 쓴 것이다."라고 하였다.

여기서 재미있게 생각되는 것은 맛있는 된장을 만들려면 수시로 항아리 밑바닥까지 저어주라는 내용이다. "10일 이내에는 매일 젓고, 10일 후에는 매일 잠깐 한 번씩 젓고, 매번 비가 내린 다음엔 잠깐 한 번씩 저어준다."고 되어 있다. 왜 저어주어야만 하는가? 그것은 주기적으로 산소를 공급해 주기 위함일 것이다. 우리는 '옹기'를 예부터 장 담그는 데 사용했기 때문인지 어떤 문헌에서도 된장을 위아래로 저어주라는 말은 없다. 된장과 간장을 가르지 않는 막장이라면 몰라도 '되다'의 어원을 가진 된장을 위아래를 저어주는 것은 불가능하다. 그런데 만약 중국에서도 우리처럼 항아리에 기공이 있는 옹기를 된장 담그는 데 사용했다면 중국의 두장이 역사의 뒤안길로 사라지는 일은 없었을지도 모른다. 중국에서는 『제민요술』 이후 두장은 보이지 않는다.

숨 쉬는 옹기

　우리나라에서는 언제부터인지 모르지만 장을 담글 때는 '숨 쉬는 옹기'를 사용해 왔다. 이것은 질그릇의 기술적인 발달이 계속 이루어졌음을 의미한다. 신석기시대를 대표하는 질그릇은 보통 800도 정도에서 구워졌다고 하는데, 우리가 장을 담글 때 쓰는 옹기는 1,200도 이상의 높은 온도에서 만들어진다. 옹기를 빚는 질흙에는 수많은 모래 알갱이가 섞여 있다. 옹기에 바르는 유약도 질흙과 나뭇가지를 태운 재로 만들기 때문에 고열로 구워지는 동안 그릇 표면에 작은 숨구멍이 생긴다. 그 구멍으로 공기가 드나들기 때문에 옹기에 담아 둔 물이나 음식은 오래되어도 썩지 않게 된다. 그만큼 옹기와 된장의 발효 사이에는 밀접한 관계가 있다.

　장은 저장음식이다. 만약 옹기에 기공이 없고 완전히 밀폐되어 있다면, 저장 중에 옛날 유럽의 카브 _{포도주 저장고} 에서 종종 와인 병이 터졌듯이 항아리가 터지는 일도 일어났을 것이다. 하지만 장 醬 항아리가 폭발하는 법이 없다. 발효 중 미생물이나 효모의 활동으로 생기는 탄산가스는 옹기의 숨구멍으로 서서히 빠져나가거나 옹기의 뚜껑 틈서로 빠져나가기 때문이다. 만약 옹기를 만드는 흙보다 더 고운 흙으로 만드는 도기나 자기에 장을 2, 3년씩 보관한다면 터져버리거나 부패되어 버렸을 것이다.

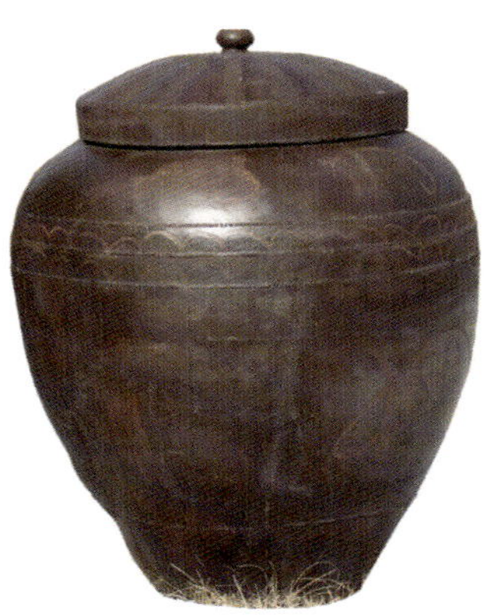

항아리에 기름 바르기

『제민요술』의 '항아리 바르기'를 참고하면 고대인들은 항아리가 물이 새지 않도록 기름을 발랐다는 것을 알 수 있다. "항아리는 크기에 상관 없이 모두 진흙을 발라야 한다. 항아리에서 물이 새면 만든 물건이 모두 좋지 않아 쓸모가 없기 때문에 특별히 유의해야 한다. 새로 가마에서 꺼내고 뜨거울 때 기름을 바르는 것이 아주 좋다. 불이 세면 항아리가 깨지기 쉽고 약하면 항아리가 잘 달구어지지 않기 때문에 적절하게 조절하는 데 힘써야 한다. 자주 손으로 만져 보고 사람 손이 델 정도로 뜨거워지면 내려놓는다. 항아리 안에 뜨거운 기름을 쏟아 아주 꼼꼼히 이리저리 돌려 기름이 항아리 안에서 천천히 흘러나오도록 해야 한다. 기름이 다시 스며 나오지 않으면 그만 한다. 소나 양의 기름이 가장 좋고 돼지기름 역시 괜찮다. 일반 사람들이 삼씨기름을 사용하는 경우가 있는데 다른 사람들에게 해를 끼칠 뿐이다. 만약 기름이 흘러 항아리를 올려 찌는 경우가 있는데 수증기 역시 좋지 않다. 뜨거운 물 여러 말을 항아리 속에 붓고 깨끗하게 씻은 다음에 쏟아 버리고 찬물을 가득 채워 둔다. 수일이 지나면 쓸 수 있다. 사용할 때는 다시 깨끗하게 씻고 볕에 말린다."라고 되어 있다.

옹기의 역할

중국이나 일본에서 우리와 같은 전통된장이 자리 잡지 못하게 된 것은 장 담그기에는 '너무 높은 습도와 기온'도 이유가 되겠지만 자연발효를 가능하게 하는 저장용기인 옹기를 사용하지 않는 데도 원인이 있을 것 같다.

얼마 전, 울산에서는 '한국 옹기 가치 재발견'이란 제목으로 세미나가 열렸다. 한 발표자는 "옹기에서 발효시킨 간장, 된장, 고추장이 플라스틱, 유리, 스테인리스 용기보다 더 우수하다. 옹기의 기공성은 우수한 물리 화학적·관능적 품질을 얻게 하는 효과를 가졌다."고 밝혔다. 그 교수는 "같은 옹기라도 기공률이 높고 유약을 도포하지 않을수록 수분손실과 염도가 높게 나타나고, 새 옹기보다는 사용하던 옹기의 발효특성이 더 우수하다."고 설명했다. 이것은 왜 우리 조상들이 옹기를 이용해 장을 담그기 시작했는지 왜 옹기 선별에 심혈을 기울였는지를 알 수 있게 해 준다. 이 연구는 옹기와 발효식품 간의 상호연관성을 밝혀주는 점에서 신선하게 느껴졌다. 하지만 된장 숙성에 있어 옹기가 차지하는 비중이 얼마큼이나 되는지 아직 잘 모른다. 21세기, 첨단과학의 시대에도 '옹기의 역할'은 여전히 신비롭기만 하다.

토막상식

『제민요술』이 자주 언급되는 이유

고구려와 국경을 맞대고 있던 북위(北魏)에서 나온 책으로 중국에 현존하는 최고, 최대의 농서이다. 많은 식품관계 저서를 펴낸 바 있는 윤서석 박사는 북위는 고구려와 국경을 맞댔던 나라로 우리 민족의 '식품가공 기술서'라고 해도 무방하다는 말을 하였다. '제민요술(濟民要術)'이란 일반 백성을 위해 요긴한 기술서라는 의미.

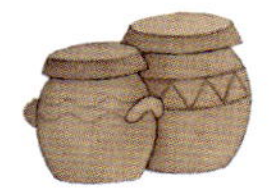

장 담그는 데 필요한 6가지 요소

예전에 나는 우리 장을 담그는 데 필요한 5대 요소로 물, 콩, 소금, 옹기 그리고 사람의 정성이라는 요지의 글을 쓴 적이 있다. 하지만 직접 된장을 담가 보고 또 관심 있게 지켜보니 이 5가지만 가지고는 뭔가 부족하고, 특히나 전통장의 특징을 모두 반영하기엔 역부족이란 생각을 해 봤다. 그러던 차에 물, 소금, 옹기, 메주, 침장법沈醬法, 그리고 취청장법取清醬法 등 6가지가 조선시대를 통하여 확립된 조장법造醬法이라는 사실도 알게 되었다.

'침장법'이란 장을 담그는 방법 특히 물과 소금과 메주의 비율을 정하는 것이고, '취청장법'이란 장에서 간장청장을 떠내는 방법에 대한 것이다. 6대 조장법의 요소에 콩이 없고 대신 메주가 들어가는 것이 눈길을 끄는데, 메주의 존재는 전통장의 성격을 보다 분명하게 해 준다고 생각된다. 6가지 장 담는 요소에 콩과 메주가 다 들어가면 좋겠지만 하나만을 넣으라면 메주가 들어가는 것이 맞다고 본다.

언제부터인지 땅속에서 띄우던 메주는 점점 방 안에서 띄우게 되었고, 용수를 박아 청장 만을 떠내던 방식에서 된장과 간장으로 갈라 각각 따로 숙성시키는 방법으로 발전되었다.

침장법은 소금물에 메주를 넣는 과정으로 메주와 소금과 물의 비율이 중요하다. 전통간장의 종류를 크게 보면 청장淸醬과 진장陳醬이 있다. 청장은 바로 그해 담근 장으로 처음부터 메주에 비해 소금물의 양을 많이 한 묽은 간장이다. 이에 반해 진장은 여러 해를 묵혀서 점차 색깔과 맛이 진해진 간장이다. 진장을 만들기 위해서는 청장을 '익는 족족' 떠내 첨장을 해야 한다.

메주의 조건

조선 최고의 조리서로 인정받는 『규합총서閨閤叢書』에서는 '메주의 조건'에 대해서도 언급하고 있는데 누런 것보다는 푸른빛이 도는 메주가 좋다고 한 것이 눈에 띈다. "메주가 누렇고 단단치 못한 것은 좋지 못하다. 빛이 푸르고 잘고 단단한 것이 일찍 쑨 좋은 것이니 10여 일이나 볕 쪼여 말리어 돌같이 단단하여지거든 솔이나 비로 물에 두어 번만 씻어 독에 넣어라. 메주가 너무 많으면 청장이 적게 나고 메주가 적으면 빛이 묽고 맛이 좋지 못하다. 메주를 넣되 팔 한 마디가 채 못 들어가게 넣어라. 메주 넣기 전에 독 밑에 숯불 2~3덩어리를 괄게 피어 넣고 꿀 1탕기를 그 위에 부어 꿀 내가 막 날 적에 메주를 넣어라. 메주 넣은 뒤 소금물을 체 받혀 독에 자란자란하게 부어라. 큰솥에 물을 받아 끓이고 여기에 소금을 놓아 식으면 밭쳐서 장 담그기에 쓴다. 소금물이 싱거우면 메주가 떴다가 가라앉는다. 만일 그렇다면 소금물을 떠내어 요량하여 소금을 더 타면 바로 뜬다."고 하였다.

　메주에 존재하는 푸른곰팡이는 이로운 건지 해로운 건지 지금도 논란의 대상이 되고 있다. 영국의 미생물학자인 알렉산더 플레밍은 푸른곰팡이에서 강력한 항생물질인 페니실린을 추출해 낸 바 있다.

옹기 고르기

　조장법이나 취청장법만 까다로웠던 것은 아니다. 장 담그는 옹기에 대해서도 까다롭기가 한결같았다. 우리 조상들은 장마철엔 옹기를 사지 않았다고 하는데, 음력 5~6월에 구운 독은 음식이 상하기 쉬운 '쉰 독'이라 해서 꺼렸다. 이때는 장마철이라 아무리 고온으로 구워 내도 그 속의 습기를 완전히 걷어 내지 못한다고 생각했기 때문이다.

　이와 반대로 늦가을이나 겨울에 구운 것을 좋은 옹기로 쳐주었다. 장독은 두드려 보아 맑은소리가 나는 것을 택했고, 장독도 각각 용도가 정해져 있어 김치는 김치만 장은 장만을 담가야 했다. 장을 담가 둘 때 소

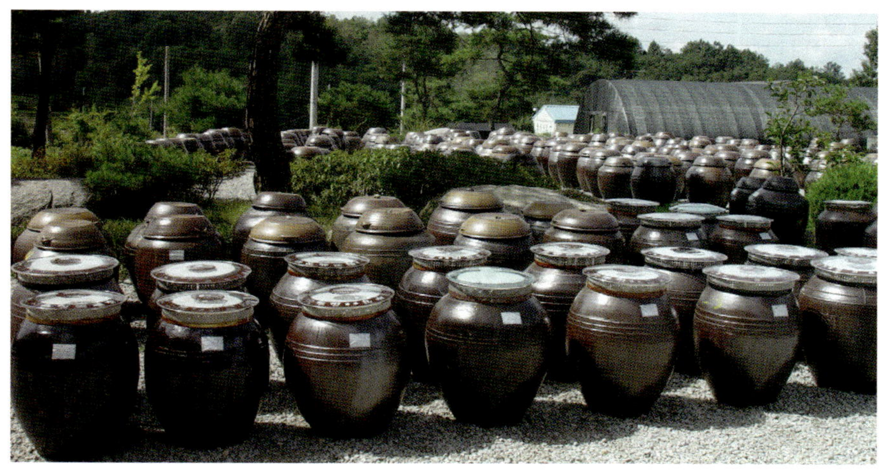
경북 안동 〈제비원〉의 장독대

금기가 겉으로 배어 나오면 '옹기가 숨을 쉰다'며 최고의 옹기로 쳤다.

하지만 소금기도 소금기 나름, 너무 많은 소금기가 보이면 수명이 다 된 독으로 여겼다.

좋은 물이란

빙허각 이씨가 남긴 생활백과인 『규합총서 閨閤叢書』에 보면 "장 담그는 물은 특별히 좋은 물을 가려야 장맛이 좋다. 여름에 비 갓 갠 우물물은 쓰지 말고 좋은 물을 길어다 큰 시루를 독에 앉히고 간수가 빠진 좋은 소금물을 시루에 부으면 물은 큰 동이로 가득히 되어서 부어라. 그러면 티와 검불이 다시 시루 속에 걸릴 것이니 차차 소금과 물을 그대로 되어서 메주의 다소 多少 와 독의 크기를 짐작하여 소금을 풀어라. 큰 막대로 여러 번 저어 수일 덮어두면 소금이 맑게 가라앉아 냉수같이 된다." 하였다.

시골에서는 수질검사를 마친 지하수로 장을 담그면 되지만 도시에서는 수돗물을 쓸 수밖에 없는데, 그저 장 담기 하루 전날 물을 받아 놓았다가 쓰면 된다.

옛날엔, 장 담그는 물로는 감천 甘泉 이나 강심 江心 의 물이 좋다고 하였지만, 실제로는 집 안마다 파놓은 샘물을 주로 이용하였던 것 같다. 샘물이라도 반드시 북쪽의 음지에 있는 샘물이 좋다고 하였다. 양지나 남쪽에 있는 물로 장을 담그면 3년장, 5년장, 겹장을 담지 못한다고도 했다. 또 우박수라 하여 우박 두어 되 정드를 받아 장독에 넣어두면 장맛이 좋아진다는 말도 있다. 겹장: 한 해 전에 기리 담가 놓은 간장에 다시 메주를 넣어 우려낸 진간장으로서 덧장, 접장이라고도 한다. 두 번 우린 간장이어서 농도가 진하고 뒷맛이 깔끔하여 국의 간을 맞추거나 나물 등을 무칠 때 유용하다. '인삼, 약초를 스치고 지나 봄눈이 녹은 물'이란 멋진 표현은 메첼㈜의 팸플릿에 적혀 있는 글이다. 좋은 물이란 즉 미네랄이 풍부한 물인데, 인삼과 약초성분이 들어간 물은 당연히 미네랄이 풍부할 수밖에 없을 것이다.

하지만 뭐니뭐니해도 장 담그는 물의 최고봉은 눈 녹은 물, 즉 납설수臘雪水였던 것 같다. 실제로 눈이나 얼음이 녹은 물에는 생물을 활성화시키는 작용이 있다고 한다.

조상들은 겨울에 항아리에 눈을 담아 두었다가 봄에 이 물로 장을 담그면 벌레가 끼지 않는다고 하여 납설수장을 담아 귀한 손님에게 올리는 특별한 장으로 여겼다. 심지어 어떤 집에서는 장 담그기에 쓸 장독대를 두 곳에 마련해두었는데 하나는 양지쪽에 마련하는 양陽 독대이고 또 하나는 볕이 들지 않는 응달에 두는 것은 음陰 독대라고 하였다는 것이다.

음독대는 섣달에 내리는 눈을 녹여 저장하는 저수조의 역할을 했다. 섣달은 납월臘月이라 했기에 이 눈 녹은 물이 납설수가 되었다. 곡물의 씨앗을 납설수에 담갔다가 뿌리면 가뭄도 타지 않고, 술을 담그면 시어지지 않으며, 약을 달이면 효험이 크다는 말도 있다. 사실 현대 생활을 하면서 장을 담는다고 우물물이나 계곡물을 사용할 수는 없다. 시골에서는 수질검사를 마친 지하수를 쓰면 되지만 도시에서 장을 담을 때는 수돗물을 옹기에 하룻밤 받아두었다가 사용하는 정도면 충분하지 않을까 한다.

염수 만들기

‘조선에 둘도 없는 요리서’란 뜻의 『조선무쌍 신식요리제법 朝鮮無雙新式料理製法 』에는 “장독 뚜껑을 항상 열고 볕을 쪼이되 만일 비가 올 듯하면 급히 뚜껑을 닫고 또 바싹 마른 메주를 독에 가득 넣었다가 소금물을 부으면 차차 불어서 독이 터지기 쉬우니 먼저 독 바닥에 대나무가지로 너스레 물건이 빠지지 않게 걸쳐놓은 막대기 를 넣고 메주를 넣은 후에 독 위에도 너스레를 놓으면 터질 염려가 없다. 다시 소금물이 적은 독에 부어서 장 담근 독 옆에 놓았다가 장이 주는 대로 차차 더 붓느니라.” 하고 있다.

지금은 항아리의 7~8할쯤만 메주를 넣어 항아리가 넘치거나 터지는 일을 방지한다. 메주를 넣은 뒤 표면에 떠오르는 메주 위에 겉소금을 더 뿌리거나 메주가 떠오르지 않도록 너스레를 쓰기도 한다.

장이란 ‘메주에 소금물을 만드는 것’이라고 간단하게 말할 수 있지만 중요한 것은 소금의 비율을 잘 맞추는 일이다.

『증보산림경제』에서는 메주, 소금, 물의 비율에 대해 자세히 설명하고 있다. “메주를 물에 정하게 씻어 먼저 독에 넣고 소금물을 붓고 메주 1말에 소금 6~7되와 물 1동을 넣는다. 가을과 겨울에는 소금이 적은 것이 무방하고 봄과 여름에는 소금이 많아야 좋으니라. 소금물은 메주보다 조금 붓고 볕을 쪼이다가 소금물이 줄거든 다시 소금물을 더 붓느니라.” 하였다.

반면 『산림경제』는 메주 1말당 소금 5되를 끓는 물에 풀어 체에 밭쳐 부으라. 또 소금물이 메주에 겨우 잠길 정도로 넣어 볕 쪼이다가 소금물이 줄거든 소금물을 다시 부으라 하였다. 현재 권장되고 있는 메주와 소금 그리고 물의 비율이 1:1:4 정도인 것을 보면, 오히려 이때의 장이 짜지 않았던 것 같다. 하긴 소금만 잔뜩 넣는 것이 장 담그기라면 그렇게 까다롭게 택일을 하고 정성을 다할 필요가 없을 것이다.

침장법

콩은 고단백이자 고영양 식품이기 때문에 인간뿐 아니라 미생물도 좋아하는 식품이다. 콩을 자연 상태에서 발효시킨다는 것은 온갖 미생물들이 적절한 생육조건을 찾아 달라붙는 것을 전제로 해야 한다. 사람은 원칙대로 장을 담글 뿐, 그 다음은 하늘의 섭리를 기다려야 했던 옛사람들에게 많은 금기와 갖은 정성은 당연했을 것이다.

조선 후기, 『규합총서』에 이르러서는 침장 기간의 문제가 거론되고 있다. "침장한 지 100일 만에 뜨면 독에서 익어 간장 빛이 검고 좋되 다만 분량이 적게 나고, 60일쯤에 뜨면 냉수 15동이들이 독에서 간장 7동이가 난다."고 하였다. 이는 19세기 말 작자 미상의 『시의전서 是議全書』에서도 비슷하게 "백 일 만에 장을 떠 달인다." 하고 있다.

사실 침잠한 지 몇일 만에 장을 뜨느냐는 지방마다 집집마다 다 다르다. 가장 일반적인 것은 40~60일 이후라고 하는데 날씨에 따라 관습에 따라 다 다른 것이다. 하지만 장을 담는 사람들은 기간이 중요한 게 아니라 메주의 상태를 중히 여긴다. 손으로 메주를 만져보아 너무 단단한지 폭 삭았는지 그 감을 느낄 수가 있다.

취청장법

간장을 떠낸 후 생生 간장을 그대로 저장하거나 혹은 끓여서 저장하는 방법이 있다. 이 두 가지 취청장법은 오늘날에도 그대로 전승되고 있다. 19세기 중엽에 편찬된 것으로 알려진 『오주연문장전산고 五洲衍文長箋散稿』 - '오주五洲'는 오대양 육대주 五大洋六大洲 를 줄인 말로 이 책을 펴낸 이규경 李圭景 의 호이기도 하다. '연문 衍文'은 거친 글을 뜻하는 겸손한 표현이고 '장전 長箋'은 문장의 형태를, '산고 散稿'는 흩어진 원고라는 뜻이다 - 란 백과사전에서는 간장을 끓이는 방법이 소개되어 있는데, "소금물을 알맞게 타 항아리에 부어 4~5일이 지난 다음 간장을 떠내어 진하게 졸인다."고 되어 있다. 『시의전서 是議全書』에서는 "장을 떠 대릴 때 검은콩, 대추, 찹쌀을 넣어 달인다."고 하였다. 가령 메주 대 염수비율이 1:2 이내이던 생간장 그대로 저장이 가능하고 그 이상 염수가 많이 들어가면 끓여서 저장하였다.

이상 살펴본 바와 같이 오늘날 우리가 먹는 된장은 하루아침에 이루어진 것이 아니라 오랜 세월 조상들의 경험과 지혜가 집약된 음식으로 시대에 따라 변천되어 왔다는 것을 알 수 있다. 또한 맛있는 된장이란 그냥 얻어지는 것이 아니라 장 담그는 재료들을 하나하나 가려 쓰고, 소금물에 침장하고 청장을 떠내는 등 여러 과정을 '법대로' 이행해야만 얻을 수 있는 '지고지순'의 결과물이라는 것도 알게 된다.

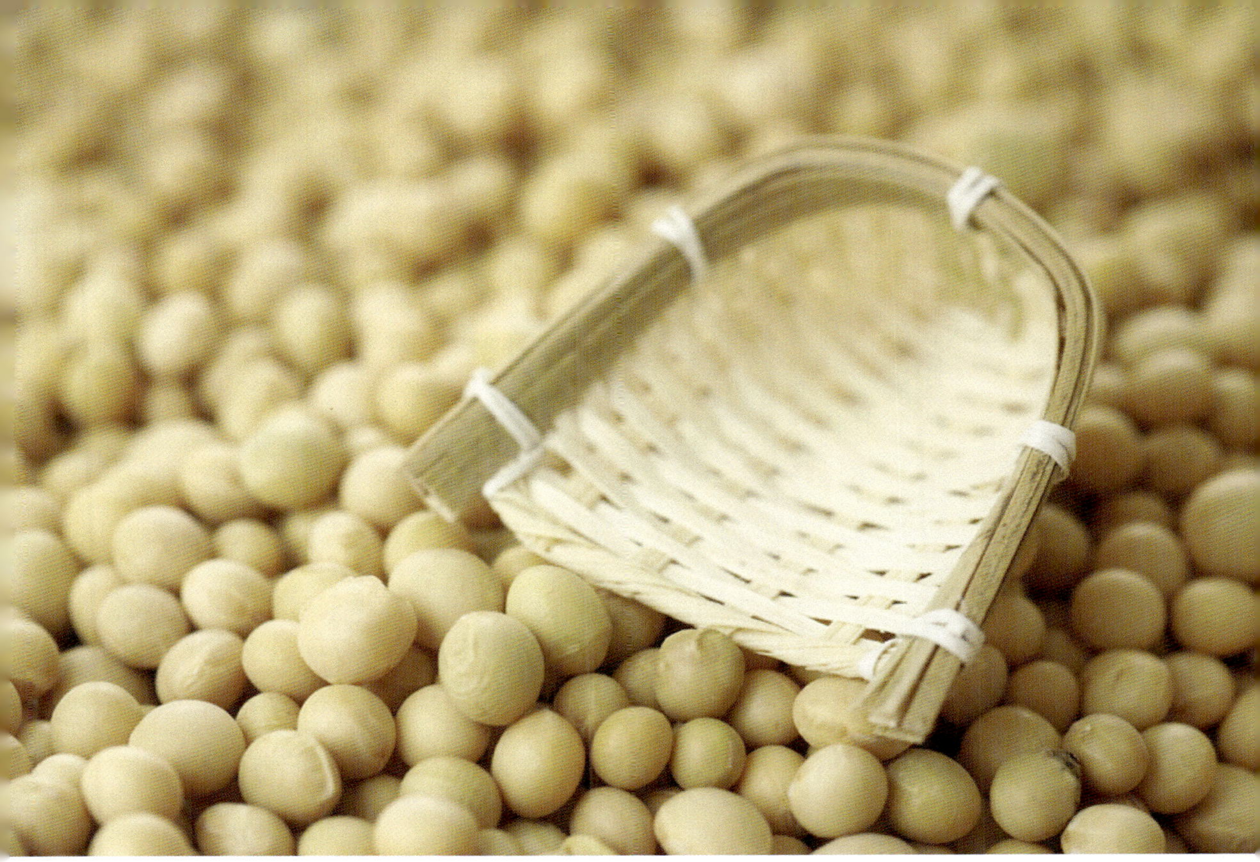

3장

놀라운 콩의 변신

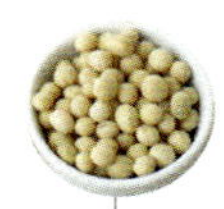 놀라운 콩의 변신

콩이 아미노산으로 분해되려면 최소한 발효되기까지의 시간이 필요하다. 이 시간을 기다려주는 것이 발효 음식, 특히 장(醬)에 대한 예의다.

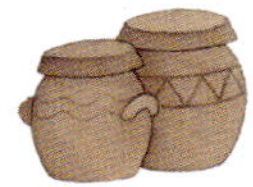

콩이냐, 콩 영양제냐!

우리 전통 밥상에서는 여러 가지 형태로 콩을 먹을 수 있어 정상적인 식사를 하는 사람들의 경우에는 콩에서 추출한 보조영양제 supplement 를 따로 먹을 필요가 없다. 하지만 다이어트를 하는 젊은 여성들이나 몸짱이 되기 위해 근육을 키우는 남성들은 여러 종류의 단백질보충제를 먹고 있는 것이 현실이다. 콩을 많이 먹는 동양 여성들에게는 서양여성 대부분이 겪는 안면홍조, 불면증 등 소위 말하는 갱년기 증상이 적다고 알려졌다. 서양에서는 오래전부터 갱년기 여성들에게 이소플라본 isoflavon: 천연호르몬의 일종 이 처방되고 있다. 또 레시틴 lecitin 은 치매예방이나 아이들의 두뇌발달에 좋다고 알려지면서 신경계질환이나 빈혈이 있는 사람들이 많이 찾는 영양소이다. 서구에서는 콩의 기능성분들이 하나 둘 연구되면서 콩 단백질, 콩 이소플라본, 콩 레시틴 등의 영양제가 각광을 받게 되었다. 외국, 특히 미국에서 공부를 한 분들은 건강기능성 식품을 먹었던 습관 때문인지 한국에 들어와서도 여전히 기능성 식품을 많이 찾는다.

얼마 전 외신에 따르면 콩 섭취가 오히려 유방암환자에게 나쁘다고 하여 일반적으로 "콩이 유방암에 좋다"고 알아왔던 사람들에게 큰 혼란을

준 일이 있었다. 대부분의 사람들은 뭔가 오해가 있겠지 하는 반응이었지만, 개 중에는 매일 아침 먹던 두유를 중단한 사람도 있고 청국장가루를 끊었다는 사람도 있었다. 하지만 콩이 유방암에 나쁘다고 말하는 것은 마치 개가 사람을 물었다는 것처럼 본말이 전도된 뉴스라고 생각한다.

우리에게 보양식이라면 주로 흑염소, 영양탕, 장어, 백숙 등이지만 서구의 영양 보충제는 주로 비타민이나 무기질을 먹는 것이다. 보양식이나 보충제나 둘 다 부족한 영양분을 보충한다는 의미일 텐데 보충제가 필요한 이유는 무엇일까.

마틴 스콜세지 감독이 만든 <갱스 오브 뉴욕 Gangs of New York >이라는 영화에 보면 뉴욕 토박이파를 이끌고 있는 두목의 직업은 백정 butcher 이란 것을 알 수 있다. 영화는 피가 뚝뚝 흐르고 있는 고기를 썰고 있는 주인공의 모습을 자주 보여주는데 이는 백정을 천하게 여겼던 우리 문화와는 달리, 고기를 가진 자가 권력을 가지고 있음을 암시하는 듯하였다. 우리 보양식이 주로 고기라는 것은 그만큼 우리가 오랫동안 곡채식 위주의 식생활을 해 왔다는 의미이고, 반면 서구인들의 보충제가 비타민이나 무기질이라는 것은 평소에 육식 위주로 생활한다는 의미가 아닐까.

단백질은 칼슘을 소비한다

젊은이들이 많이 하는 '몸짱 만들기 프로젝트'는 운동 자체도 중요하지만 단백질 보충제를 먹는 것 또한 필수코스인 것 같다. 젊은 여성들은 요요현상을 없앨 수 있다는 이유로, 젊은 남성들은 근육을 키운다는 이유로 '파우더 단백질'을 많이 먹는 것 같다. 근육을 키우기 위해서는 심지어 보통 사람들이 먹는 단백질의 2배는 먹어야 한다고 한다. 그 양만큼 고기를 먹는다면 지방도 함께 먹게 되어 원치 않는 지방층도 생겨나게 될 것이다. 그런 이유에서인지 지방이 들어 있지 않은, 육류나 콩에서 추출한 고단백제품의 상품이 많이 나와 있다. 하지만 멋진 몸매에 가려 단백질 과잉 섭취에 관한 문제는 아무도 문제 삼고 있지 않은 것 같다. 단백질에 함유되어 있는 황은 대사 과정 중에 칼슘을 동반하여 소변을 통해 배설되기 때문에 단백질의 섭취가 많으면 칼슘의 손실이 많아진다.

특히 동물성 단백질은 식물성 단백질보다 황이 많이 들어 있어 골다공증을 일으키는 주요 원인이 된다고 한다. 황은 칼슘을 소비하는 물질 최근 연구에 따르면 단백질 대부분을 육류로부터 섭취하는 여성의 골 손실률 Bone loss 은 그렇지 않은 여성에 비해 3배, 골반 골절률도 3.7배나 높다고 알려졌다. 근육을 키운다는 이유로 단백질식품만을 많이 먹게 되면 나중에는 소중한 단백질이 '말짱 황'이 되어 버릴지도 모르는 일이다.

얼마 전, 유명 대중가수가 온 국민이 알아주는 몸짱인데도 병역판정에서 보충역으로 빠진 것을 두고 말이 많았다. 평소 그는 보기와는 다르게 허리디스크로 고생해 왔다는 것이다. 근육은 짱인데 뼈에는 이상이 있다는 것은 보이는 근육이 건강의 척도는 아니라는 것을 말해 준다. 근육을 만든다고 근육을 사다가 붙일 수는 없는 일, 모든 음식물은 입으로 들어가 위, 소장을 거쳐 흡수되어야 근육이 된다. 문제는 단백질이 흡수되는 과정에서 칼슘의 소비를 촉진하게 되므로 칼슘이 단백질만큼 충분하게 보충되지 않으면 뼈에서 칼슘이 빠져나가게 된다. 그런데 칼슘 또한 단독으로 활동하지 않는다. 칼슘은 마그네슘과 균형을 이루어야 하고 마그네슘은 칼륨에 의존하고 칼륨은 나트륨의 소비에 영향을 주는 식이다. 이렇게 자연에서는 단독으로 존재하는 완전한 영양분은 없다고 해도 과언이 아니다. 그러므로 지나치게 한 가지 영양분에 의존하기보다는 영양의 균형을 이루는 것이 중요하다.

영양보충제의 문제점

앞서 인용한 "암환자는 콩 식품을 먹어서는 안 된다."는 뉴스와 관련하여 '대한의사협회 국민건강위원회 위원장 허갑범'는 다음과 같이 말하고 있다. "여성 유방암 환자의 경우 전반적으로 건강 식단을 유지하면서 적당량의 일반 콩식품 soy foods 을 섭취하는 것은 권할 수 있으나, 콩으로부터 특정 성분을 추출한 콩 보충제 soy supplements 는 안전성에 대한 임상연구가 충분치 않으므로 섭취를 피할 것을 권한다."고 하였다.

한마디로 콩은 몸에 좋지만 콩에서 추출한 보충제의 안정성은 장담할 수 없다는 것이다. 이와 비슷한 연구가 일본의 연구소에서도 진행된 일이 있다. 이소플라본은 전립선암의 진행을 늦추었으나 일단 종양이 진행되면 이소플라본의 섭취가 오히려 진행을 악화시킬 수 있다는 것이다. 그러므로 평소 보충제가 아닌 콩을 통한 이소플라본의 충분한 섭취가 바람직하다고 하였다.

물론 영양보조제를 처방받기 위해서는 전문가의 진단이 있어야 된다. 전문가로부터 진단받은 보충제라도 장기간 섭취하다 보면 처음에는 부족한 성분이었지만 나중에는 그것이 과잉성분이 될 수 있다. 그렇기 때문에 한 가지 보충제를 계속 먹는다는 것은 약이 아니라 독이 될 수도 있는 일이다. 건강을 위해서 가장 바람직한 것은 평소에 균형식을 먹는 습관이다. 좋은 식습관이 형성되어 있으면 유행에 휩쓸리지 않고 습관대로 먹으면 된다. 세계적인 건강 식단이라고 알려진 지중해식 식사법은 토마토, 올리브오일, 요구르트, 과일 등을 듬뿍 먹는 것이다. 하지만 이보다 더 건강에 좋은 식단이 우리 한식밥상이라는 사실은 이제 상식이 되고 있다.

밥, 김치 그리고 된장 중심의 한국식 식단은 상대적으로 칼로리가 적고 식이섬유가 많이 포함되어 있어 비만억제와 각종 만성질환 예방에 효과적이다. 역학조사 결과를 보면 심장질환으로 사망하는 사람들의 비율이 한국인 보다 미국인은 5배가 많았다. 하지만 최근에는 우리의 경우도 육식의 증가로 인해 소위 말하는 선진국형 질병이 급증하고 있는 실정이다.

안티 콩 사이트

콩에는 '티가 없다'고 할 정도로 콩의 영양성과 안전성은 동서양 모두로부터 인정을 받고 있다. 그런터 한번은 인터넷 서핑 도중 콩 안티사이트를 발견하여 놀란 적이 있다. 도대체 콩의 무엇이 나쁘다는 걸까 하고 좀 들여다보았더니 결론은 '방귀와 설사 그리고 알레르기 유발인자'라는 것이었다. 콩에는 트립신 인히비터 trypsin inhibiter 라는 성분이 있는데 이는 단백질의 흡수를 방해하는 물질로 날콩으로 먹을 경우 설사를 일으키는 원인이 된다. 하지만 트립신 인히키터는 열을 가하면 활성을 잃는 성질이 있다. 우리가 콩을 섭취할 때는 날콩으로 먹는 것이 아니라 콩밥, 콩조림, 두부, 된장 등으로 조리하여 먹게 되어 아무런 문제가 없다. 콩 알레르기는 콩을 많이 먹지 않았던 사람들 사이에서 생길 수 있지만, 이러한 문제는 우유 불내증이 있는 사람이 우유를 조금씩 마시게 되면서 해결되듯이 콩을 차츰 먹게 되면 자연히 해결된다. 어떤 미국 사람들은 "우유를 먹고 탈이 나는 경우에는 당분간 우유를 끊고 두유를 먹는다."는 말을 하기도 한다.

식약청이 인정하는 콩의 기능성분

콩에 많이 들어 있는 이소플라본은 천연여성호르몬으로 실제 여성호르몬인 에스트로겐과 비슷한 작용을 하는데다 분자구조 또한 유사하다. 여성호르몬이 감소하는 갱년기 여성들이 콩을 섭취하면 골다공증이나 갱년기 증상 개선에 효과가 있다는 것은 여러 실험을 통해 널리 알려진 사실이다. 일본에서는 '콩의 이소플라본'은 뼈 건강에 좋다고 하여 특정보건용 식품으로 승인을 받았다. 우리나라에서 '콩 단백'은 콜레스테롤 수치를 개선해 주는 효과가 있다고 하여 식약청의 승인을 받았다. 또 '콩의 레시틴'은 콜레스테롤 개선, 두뇌영양공급, 항산화작용 그리고 혈행을 좋게 해 주는 효과 등이 인정되었다. 하지만 아직 우리나라에서는 콩의 이소플라본이 건강기능성 물질로 인정받지 못하고 있다. 그래도 골다공증

토막상식

콩 알레르기를 해결하는 방법

일리노이대학 발효공학 연구소는 알레르기를 일으키지 않는 콩 단백질을 발견했다고 발표하였다. 하지만 그 방법이라는 것이 어이없게도 콩을 발효시키는 것이었다. 콩을 세균, 곰팡이, 효모 등의 미생물들을 이용해 발효하게 되면 알레르기 반응성이 99%까지 감소된다고 한다. 한마디로 콩 알레르기를 해결하는 방법은 바로 '된장'이라는 얘기다. 연구소는 콩 발효물이 알레르기 반응을 일으키지 않는 이유는 발효과정에서 단백질이 매우 적은 조각으로 분해되어 알레르기 반응을 나타내는 항체에 의해 인식될 수 없기 때문이라고 설명하였다.

개선이나 유방암 개선 효과 등에서 계속 연구 성과가 나오고 있는 만큼 곧 건강기능성 물질로 승인을 받게 될 것으로 보인다.

콩은 건강기능성 식품

우리가 매일 먹고 있는 식품이 건강 기능성 물질로 인정받는 것은 쉬운 일이 아니다. 일례로 완전식품이라는 계란의 성분 중에서는 레시틴만이 기능물질이다. 일단 건강기능성 물질로 인정이 되면 그 효과를 드러내 놓고 광고할 수 있다는 이점이 있다. 만약 콩 이소플라본까지 승인을 받는다면 콩 그 자체가 건강기능식품이라고 해도 과언이 아니다.

'콩을 먹을 것인가 콩 영양제를 먹을 것인가'의 고민은 매일 전통밥상을 대하는 사람들에게는 해당사항이 없다. 하지만 파우더 단백질로 정상적인 식사를 대신하거나 고기나 생선이 있어야 완벽한 밥상이라고 생각하는 사람들에게는 현실적인 문제가 된다. 과학의 발달로 고기를 먹는 서구의 식단과 콩을 중심으로 한 우리 식단의 영양과 효과의 차이를 비교하는 것이 가능해졌다. 전문가들의 역학조사 결과 '채주육종 菜主肉從 채소는 많이, 고기는 적게'의 우리 식단이 서구식단보다 더 영양적이고 더 건강하다는 것이 속속 증명되고 있다. 밥과 김치와 된장을 기본으로 하는 우리 음식에 먼저 충실하고, 그래도 부족한 것이 있을 때 필요한 보충제를 먹으면 될 일이다.

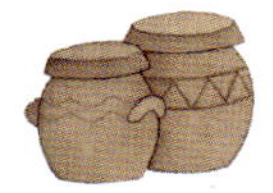

두부의 참맛

소설가 박완서의 『두부』가 나왔다는 소식을 듣는 순간, 서둘러 책 한 권을 주문했다. 『두부』는 항상 곰삭은 삶의 모습을 풀어쓰는 작가의 산문집이다. 책 제목이 두부이긴 하지만, 두부이야기는 생각만큼 많지 않았다. 감옥에서 출옥한 사람에게 두부를 먹이는 풍습에 대해 작가는 "징역살이를 속된 말로 콩밥 먹는다고 한다. 두부는 콩으로부터 풀려난 상태이나 다시는 콩으로 돌아갈 수 없다. 그렇다면 두부는 옥살이하지 말란 당부나 염원쯤 되지 않을까."라고 말하고 있다. 지금은 다르겠지만 과거, 감방에서는 콩밥을 주로 주었다. 죄를 지었다고 영양실조에 걸리게 할 수는 없었을 것이고 가장 값싸면서도 영양가 있는 음식으로 콩밥을 주게 되지 않았을까.

사실 콩이 영양이 풍부한 식품임에는 틀림없지만 '밥에 콩을 넣은' 콩밥은 그다지 식감이 좋은 편이 아니다. 특히나 덜 불린 콩으로 밥을 했거나 뜸을 덜 들였을 때의 그 서걱거림이란! "어떻게 하면 콩을 잘 먹을 수 있을까?" 옛날 사람들도 똑같은 고민을 했을 것이다. 삶아먹거나 쪄먹으면 콩의 소화율은 65%이지만 두부로 만들어 먹으면 소화율은 95%로 올라가게 된다. 두부는 콩의 단백질과 지질을 거의 그대로 가지고 있지만 맛과 형태와 질감이 완전히 다른 식품이다.

두부에 대한 추억

지금은 마트나 슈퍼에서 포장두부를 사지만 1970년대만 해도 동네가게에서 파는 판두부를 사먹었다. 주인은 판두부에 이미 찍혀져 있는 금대로 두부를 자르면 되었다. 가능하던 꼭 금대로 두부를 잘라야 나중에 크니 작니 뒷말 없었다. 어렸을 때는 두부를 사오는 심부름을 우리집에서 내가 도맡아 했지만 정작 아침에 먹는 두부된장국이나 동탯국에는 보통 서너 조각의 두부뿐. 그나마 두부를 많이 먹을 수 있었던 것은 중학교 때 두부조림 등 도시락 반찬으로 먹을 때였던 것 같다.

두부는 영양가도 많지만 수분도 많아 빨리 상하는 음식이다. 하지만 냉장고가 널리 보급되기 전에는 찬물에 담가놓고 파는 것 외에 별다른 방법이 없었다. 기온이 올라가기 시작하는 때는 두부는 특히 상하기 쉬워서 몇 번이나 냄새를 맡아 보고 사야 했다. 겨울철엔 두부를 담근 그릇 표면에 살얼음이 끼어 있는 것이 보통이었고. 주인은 얼음물에 손을 넣어 '모두부' 하나를 집어 주곤 하였다. 지금은 너무 흔한 두부지만 사시사철, 언제나 두부를 먹을 수는 없었다 공장에서 대량으로 두부가 만들어지기 전에는 모두 집에서 만들어 먹던 음식이었다. 보통 결혼이나 환갑 등 집안의 큰일이 있을 때나 추석이나 설날 등의 명절날에나 만들어 먹었던 귀한 음식이었다. 하지만 공장에서 매일같이 '판두부'가 생산되면서 비로소 두부는 일상음식이 되었을 것으로 보인다. 제사 음식으로 올라오던 두

톰한 두부부침은 요즘에는 산적이나 조기, 간랍 등에 밀려 찬밥신세가 되어 버린 듯하다. 하지만 지금까지 두부부침이 제수 음식으로 내려온 것은 그만큼 귀한 음식이었다는 의미일 것이다.

두부를 만들려면 먼저 맷돌에 콩을 갈아야 한다. 맷돌을 돌리기 위해 잡아야 하는 나무 손잡이가 '어처구니가 없다'고 할 때의 그 '어처구니'다. 어처구니가 없으면 맷돌을 돌리지 못한다. 요즘은 큰살림하는 종갓집이면 모를까 시골에 살든 도시에 살든 '어처구니가 없는' 믹서에 콩을 가는 게 보통이다. 믹서에 콩을 갈고 나면 고운 베에 받쳤다가 콩물을 끓인다. 30분 정도 끓인 후, 한 김이 나가고 나면 간수를 친다. 하지만 최근까지 바다가 오염됐다는 이유만으로 천연간수의 사용은 금지되었고, 염화마그네슘이란 정제간수를 사용한다. 칼슘과 마그네슘은 콩의 단백질과 결합하면 엉기는데 이런 성질을 이용하는 것이 두부 만들기의 핵심.

간수를 친 지 10여 분 있으면 단백질이 엉기기 시작한다. 소규모 공장에서 두부를 만들 때는 요즘은 플라스틱 판 대신에 스테인리스 판을 사용하는 등 예전보다 훨씬 위생적인 도구를 사용한다. 두부를 자를 때도 역시 스테인리스로 된 자를 이용하여 두부를 자른다. 모두부는 한쪽에 구비되어 있는 포장기계에서 바로 포장이 되어 나오고 냉장시스템을 통해

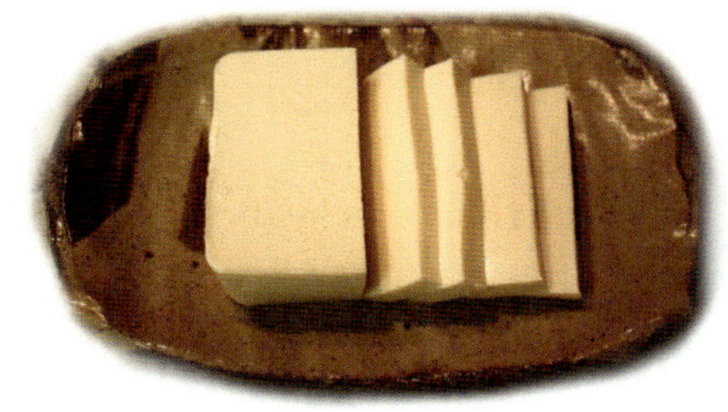

소비자에게 전달되고 있으니 콩 한 톨 한 톨을 맷돌에 갈아 두부를 만들던 몇십 년 전과 비교하면 격세지감을 느끼지 않을 수 없다.

두부 역사, 언제부터일까?

두부는 기원전 2세기경 한나라 유방의 손자인 유안 劉安 이 처음 발명했다고 한다. 유안은 『만필술 萬筆術 』이라는 책을 엮었는데, 거기에 두부가 언급되어 있다고 한다. 만필술은 유안이 수천 명의 인재를 모아, 그들이 보고 들은 것을 적도록 한 책이다. 사실은 유안이란 사람이 책을 편찬했다는 것이지 두부를 직접 만들지는 않았던 것 같다.

어떤 학자는 만필술 이외의 척에서는 전혀 두부에 대한 언급이 없다가 천 년이 지나 원나라 때 두부가 언급된다는 것은 의아스럽다고 말하고 있다. 두부는 언제 어디서 누가 최초로 만들어져 전해지게 된 것일까, 미스터리한 일이 아닐 수 없다. 게다가 두부 만드는 아녀자를 보내달라는 명나라 황제의 칙서를 받았다는 세종 때의 기록을 보면 더욱 헛갈리게 된다. 두부는 기원전의 유안이 시조라면서 명나라 때는 조선으로부터 두부제조법을 배웠다. 두부의 역사, 어떻게 보아야 할 것인가?

조금 이해가 되는 것은 중국의 역사는 한족 漢族 에 의한 통치보다는 이민족에 의한 통치 기간이 더 길었다는 점이다. 한마디로 그 내부를 들여다보면 중국역사에도 아픔이 많다. 한나라, 송나라, 명나라는 한족이 지배한 나라지만 북위 선비족 , 요나라 거란족 , 금나라 여진족 , 원나라 몽고족 , 청나라 여진족 등은 이민족의 나라였다. 처음 소수의 이민족이 지배계급이었지만 나중에는 모두 한족에 동화되었다고 보고 있다. 한족의 지배가 약 1천 년인 데 비해 이 아무튼 이미 송나라 때는 두부작업장이 각 지역마다 우후죽순으로 생겨났다고 하는데, 태산을 등산하고 예불하는 중국 사람들은 모두 보드랍고 매끄러운 '태안두부'를 맛보려고 했다든가, 고대 태안의 모든 성城 안에서는 회전맷돌로 콩을 갈아 온 사방이 콩 냄새로 그윽했다는 얘기 등이 전해진다.

우리나라에는 고려 말 송나라와 원나라를 통해 두부가 들어왔을 것이라고 보고 있다. 이때 들어온 두부는 처음엔 주로 사찰음식 등으로 사용되었다. 우리나라 곳곳에는 역대 왕을 모시는 능원陵園이 있는데 거기에는 각각 승원僧園이 딸려 있어 두부를 만들어 바치게 하였다고 한다. 요즘도 예전부터 두부로 유명한 집을 잘 살펴보면 근처 유명 산이나 사찰과 가까운 곳에 있는 것을 볼 수 있다. 주말에 등산을 하고 하산하는 길에 맛보는 두부야말로 진미가 아닐 수 없다.

"나물국 오래 먹어 맛을 잃었는데 두부가 새로운 맛을 돋우어 주네. 이齒 없는 이 먹기 좋고 늙은 몸 양생에 더없이 알맞아라. 양락羊酪은 북방 뙤놈 생각게 한다. 이 땅에서는 두부가 좋다 하고 또 하늘은 이것을 알맞게 먹여 주느니…"라는 시는 이색李穡이 지은 『목은집』에 나온다. 바로 이 『목은집』이 우리나라에서는 처음으로 두부에 대해 기록하고 있다. 이색은 고려 말의 대학자로, 고려 32대 우왕의 사부를 지낸 사람인데, 그는 일찍부터 수차례 원나라에 유학했고, 나중에는 원나라의 국사원, 한림원에서도 일했던, 이색적인 인물이다. 그는 일찍이 원나라와의 교류를 통해 두부가 어떤 음식인지, 양락치즈로 생각됨과는 어떻게 다른지 잘 알고 있었기 때문에, 양락과 두부를 비교하는 글을 쓸 수 있었던 것으로 보인다.

이색의 시詩에서처럼 우리 민족에게 두부는 언제나 새로운 맛과 힘을 주는 에너지 식품이었다. 두부는 주로 곡물로부터 단백질을 섭취할 수밖에 없었던 우리 조상들에게는 없어서는 안 되는 최고의 단백질 식품이었을 것이다. 이 시대 우리가 할 일은 제대로 된 두부를 우리 후손들에게 남겨주는 일이 아닌가 한다. 즉 판두부, 포장두부 등 형태가 어떻든 두부의 순수한 속성만큼은 변질시키지 말아야 한다. 이 땅에서 무한대로 잘 자라는 콩으로 만든 두부, 유전자가 변형되지 않은 콩으로 만든 두부, 위생적인 간수로 만든 두부, 방부제 등 화학첨가물이 들어가지 않은 두부… 그런 두부만 먹고 싶다.

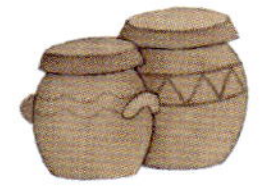

콩고기를 먹는 사람들

두부와 콩고기의 공통점은 콩의 단백질을 이용한다는 점이다. 두부에는 단백질이 70% 정도 들어 있지만 나머지는 이소플라본, 지질, 미네랄 등의 영양분이다. 콩고기는 콩 분리단백을 이용해 고기와 비슷한 향을 내도록 만든 인조고기이다. 콩 분리단백에는 단백질이 90~96%가 들어 있다. 콩에서 기름을 추출하고 나머지를 분쇄한 것이 탈지대두, 이 탈지대두에서 바로 여러 종류의 단백질제품이 만들어진다. 정제염, 정제설탕, 정제밀가루 처럼 콩 분리단백 SPI soybean protein isolate 은 '정제 단백'에 해당된다고 할 수 있다.

콩분리단백 = 정제단백

정제단백을 이용하여 콩고기를 만들기 위해서는 여러 가지 식품첨가물이 들어가야 한다. 처음 콩 분리단백이 개발되었을 때는 '헨리 포드의 콩 자동차'에서 보듯이 열가소성수지, 즉 플라스틱을 만드는 데 이용되었다. 콩 분리단백이 식품가공에 적극적으로 이용하기 시작한 것은 콩 단백의 가공적성이 훌륭하기 때문이었다. 예를 들면 수프와 육즙에는 콩의 점성을 이용할 수 있고 육류, 소시지, 빵, 면에는 결착 작용, 휘핑크림에는 거품의 형성과 안정화가 있다는 이유로 이용하기 시작했다. 콩 분리단백이 식품가공에 있어 가히 '마이다스의 손'이 된 데는 단백질함량이 높다는 이유가 가장 컸을 것이다. 한편에서는 이처럼 원형을 알 수 없을 정도로 다양하게 쓰이는 콩을 두고, "콩은 어디에 있는가."라며 현란한 가공기술을 비판하고 있다.

　얼마 전 사회문제가 되었던 '멜라민 파동'은 식품 가공의 끝을 보여주는 듯하다. 멜라민은 유기화합물인데, 어떻게 어린이들이 먹는 분유나 두유, 과자에서 발견된다는 건지 너무도 끔찍한 일이 아닐 수 없다. 중국에서 멜라민의 피해를 입은 어린이는 약 30만 명에 달한다고 한다. 분유제품에 멜라민이 검출된 것은 단벽질 함량이 많아 보이게 하기 위해서 질소성분이 많은 멜라민을 넣었기 때문이다. 몸에 들어간 멜라민은 대부분 신장을 통해 소변으로 배설된다지만 일부는 신장이나 방광에 쌓여 있다가 결석을 일으키고 심하면 사망에 이르게 된다고 한다. 그나마 아직은 콩 단백을 쓰는 제품에서는 멜라민이 검출되었다는 보도가 없지만, 이미 어떤 중국의 유명한 식품업체는 시중에 나와 있는 자사 두유제품을 다 수거해 갔다고 하니, 언제 어디서 콩 단백에서 멜라민이 검출되었다는 소식이 들릴까 조마조마한 마음이다. 그런데 우리나라 유수의 식품대기업들의 제품에서도 멜라민이 검출되였다는 것은, 그간 해당 기업들에게 국민의 건강은 뒷전이었다는 얘기가 된다. 그런 기업들에게 '식품기업'이라는 최소한의 자부심이라도 있는지 묻지 않을 수 없다.

히든카드

신념이 진취적이라거나, 생각이 진보적이랄 수는 있지만 적어도 우리가 먹는 식품을 선택할 때는 보수적이 되어야 한다고 생각한다. 누가 뭐래도 가장 건강한 식단은 원형에 가까울수록, 가공을 덜 할수록 좋은 것이니까. 미국의 건강 관련 사이트에서는 콩을 먹는 방법 중에 최고는 발효식품이라면서 일본의 낫토와 미소, 간장 그리고 인도네시아의 템페를 언급하고 있다. 아직 세계 사람들은 낫도와 미소, 템페보다 효능이 뛰어난 한국의 된장과 청국장을 모르고 있으니 안타까운 일이다.

콩은 그 영양과 기능 덕분에 현대 식품 산업의 핵심 칩으로 각광받고 있지만, 콩 대신 콩 분리단백이 조명을 받는 것은 마땅치가 않다. 콩 가공이란 콩을 기름과 탈지대두로 분리한 다음, 기름은 쇼트닝과 마가린을 만들고 탈지대두로는 콩 분리단백과 농축단백을 만드는 식이다. 하지만 콩에서 분리한 각각의 물질은 불완전하기 짝이 없다. 가공산업이란 품질 향상이나 영양강화, 또 원가절감이란 이유로 다른 성분을 또 보충하거나 첨가할 수밖에 없는 속성을 가지고 있다고 생각한다. 콩, 전체를 분리한 다음 다시 합체할 것인지, 아니면 처음부터 콩 전체를 먹는 것이 합리적인지 한번 판단해 보아야 한다.

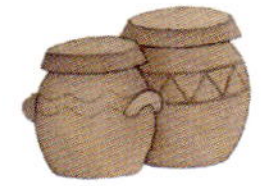

자장면 본색(本色)

　요즘 자장면의 인기는 피자나 햄버거에 비해 좀 시들해졌지만 우리 어렸을 때는 자장면이면 최고였다. 외식이란 말도 없었던 시절, 입학식이나 졸업식 날 등 특별한 날에만 겨우 먹을 수 있었던 음식이 자장면이었다. 따지고 보면 그 맛은 분명히 자장면에 얹어 먹는 독특한 소스에서 나왔을 것이다. 부끄러운 얘기지만 자장면 소스가 콩으로 만들어진다는 것을 확실히 알게 된 것도 얼마 되지 않은 일이다. 아마 콩에 대해 좀 더 알고자 노력하지 않았다면 평생 자장면 소스를 무엇으로 만드는지도 모르고 살았을 뻔했다. 그나저나 우리나라 사람들이 자장면을 맛있어하는 이유는 바로 '콩맛 본능' 때문이라는 생각이 든다.

　한때, 자장면이 '중국음식이다 아니다' 하며 논쟁이 벌어진 일도 있는데 결과는 '중국에도 자장면이 있다'였다. 하지만 그 맛은 우리나라의 자장면과는 많이 다르다고 한다. 자장은 원래 작장면 炸醬麵에서 유래된 말인데 '작 炸'은 '기름으로 튀기다'의 뜻이다. 작장면은 중국의 춘장을 기름에 볶아 국수와 함께 먹는 음식이다. 맛있는 자장면의 핵심은 바로 춘장 볶는 기술에 달렸다고 한다. 센 불에 너무 볶으면 탄내가 나고 덜 볶으면 떫은맛이 나는데, 입맛에 따라 쇠고기나 돼지고기, 양파, 감자, 당근, 피망, 버섯, 호박, 양배추 등등을 볶아, 미리 볶아 놓았던 춘장을 넣고 다시 볶아 주면 된다. 여기까지가 간자장이고, 물과 전분을 넣으면 보통 자장이다. 간자장은 물을 붓지 않는다 하여 건乾 자장이었는데, 발음상 더 편한 간자장으로 변화되었다는 말도 있다.

우리가 장을 만들 때 보면 콩만을 이용해 만든 장보다 쌀이나 밀이 들어간 장이 더 빨리 발효되고 색깔도 검다는 것을 알 수 있다. 맛있는 춘장을 만들려면 위아래를 자주 섞어 주라는 말이 있는데, 그러면 공기가 속 깊이 들어가 발효가 촉진되기 때문이다. 전통 춘장의 색깔이 진한 것은 바로 발효가 왕성하게 진행되었다는 증거인 것이다.

중국에서 작장면을 먹어 보았던 사람들은 일부러 찾아 먹는 사람들도 생겼다 하나같이 우리 자장면보다 맛이 못 하다고 한다. 이는 우리 음식에 익숙한 탓도 있겠지만 대체로 중국에서의 작장면의 맛이 짜고 느끼하다는 것이 중평이다. 아마 인천에 처음 생겨났던 자장면이 그와 같았을지도 모른다. 하지만 이탈리아의 피자가 지금의 미국 피자가 되고 독일 함부르크 지방에서 먹던 햄버거가 지금의 미국 햄버거가 되었듯이 중국의 작장면도 세월이 지나면서 '한국의 자장면'으로 거듭나게 되었을 것이다. 이후 자장면은 우리 입맛에 맞게 '담백하게' 비벼 먹기 좋도록 '걸쭉하게' 바뀌었다.

위에서도 말했지만 원래 춘장의 색깔은 밀가루가 많이 들어가기에 숙성을 거치면 우리 된장보다 진한 색이어야 했다. 밀장은 콩장보다 단맛이 많이 나고 색깔은 더 진하다. 하지만 자장면이 대중적인 인기를 끌면서 장시간 숙성해야 하는 전통 춘장으로는 그 수요를 감당해 내기 어려웠을 것이다. 언제부터인지 잘 발효된 춘장의 색을 흉내 내기 위해 인공적인 캐러멜 색소를 사용하기 시작하였고, 원래 춘장의 맛과 색은 '까만' 소스 속에 감춰지게 되었을 것이다.

자장면데이

세계의 젊은이들이 기념하는 밸런타인데이나 화이트데이 외에 우리나라에는 '자장면데이'가 있다. 밸런타인데이나 화이트데이에 선물을 주고받지 못한 사람들이 4월 14일에 검은 옷을 입고 자장면을 먹는 날이라고 한다. 자장면이 우리 국민 음식이 된 것은 오랫동안 장맛에 길든 입맛이 자장 속에서 익숙한 콩 맛을 찾아내었기 때문인지도 모른다. 하지만 춘장에 들어가는 콩의 양이 대폭 줄어들고 밀이 대신 들어가면서 자장면의 맛도 변하게 되었다. 이때 콩과 밀 맛의 간극을 교묘히 파고든 것이 바로 인공조미료, 즉 MSG Mono Sodium Glutamate 가 아닌가 한다. 1908년 일본 도쿄 대학의 한 화학교수는 김에서 갓난 맛을 내는 물질 L-Glutamate 을 분리해 내었다. 처음에는 밀의 글루텐을 이용했지만 현재는 **세균을 이용해** 녹말에

서 글루탐산을 뽑아낸 다음 다시 수산화나트륨으로 중화해 MSG를 만든다
고 한다. 원래 된장이나 춘장 같은 콩 발효음식에는 많은 아미노산이 이미
분해되어 있어야 하고 그것이 바로 자장면의 맛난 맛 감칠맛 이 되어야 한다.

자연에는 아미노산이 결코 단독으로 존재하지 않고 여러 종류의 아미
노산이 함께 존재한다. MSG를 먹는다는 것은 한 종류의 아미노산만을
많이 먹게 됨을 의미한다. 우리 몸에 존재하고, 우리 몸이 필요로 하는
아미노산은 20가지가 되는데 한 종류의 아미노산이 갑자기 많아지면 우
리 몸에 좋은 작용을 할 리가 없다. 이는 이미 실험으로도 밝혀져 있다.
만일 하나의 아미노산이 과잉 섭취되면 독성으로 작용해 성장이 지연된
다든가 하는 부작용이 연구되어 있다.

전화위복의 기회

MSG 사용에 경각심을 갖게 된 것은 서구인들에 의해 '중국음식 증후
군'이 밝혀지면서부터였다. 중국음식을 먹은 사람들이 안면경직, 답답함,
메스꺼움, 구토 등을 호소하게 되었는데 그 원인이 MSG의 과잉 사용으
로 밝혀졌다. 화학조미료가 몸에 나쁘다는 것은 이제 삼척동자도 알고 있
다. 그런데 집에서는 사용하지 않으면서, 음식점에서 사용하는 화학조미
료에는 관대해지는 습성도 고쳐져야 한다. 맛난 음식 앞에서 무조건 무장
해제당하는 입의 간사함은, MSG가 우리 이성도 마비시켜 버렸기 때문일
까. 우리는 때때로 맛있으면 다 용서해버리는 나쁜 습관이 있다.

누구나 알고 있지만 공공연하게 꺼내지 않았던 '자장면에 많이 이용되
는' MSG문제가, 2006년 마침내 방송을 타면서 전 자장면업계가 패닉에

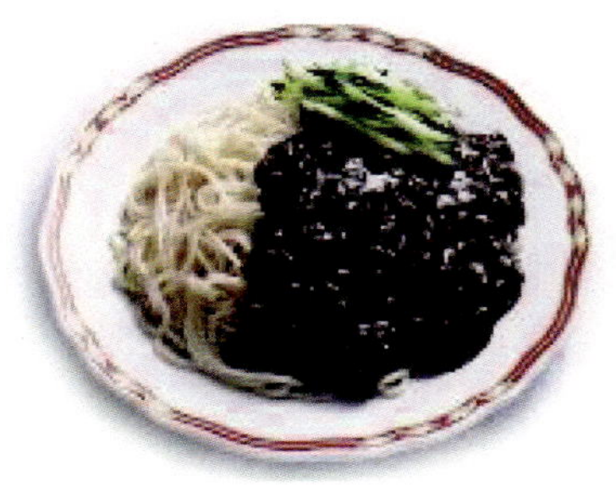

빠지는 일이 생겨났다. 서울 시내 52개 중국 음식점을 조사한 결과, 자장면 한 그릇당 화학조미료 사용이 4g~22g이나 되었는데 이러한 화학조미료 사용량은 한식이나 일식음식점에 비해 2배나 많은 양이라고 하였다. 중식업연합회에서는 곧바로 방송국 조사가 잘못되었다며, 실제로는 평균 2.36g이라고 발표하였다. 하지만 우리들은 한 끼의 자장면만 먹는 것이 아니라 하루 3끼 여러 종류의 음식을 먹는다. 만약 3끼를 다 외식으로 해결하는 사람의 경우, 한끼에 2.36g이라고 하더라도 하루에 7g씩, 적지 않은 양을 먹게 된다. 이는 우리 신경세포를 충분히 교란시키는 양으로 작용할 것이다. 심지어 일반 가정에서 기본 조미료로 사용하는 공장산 간장이나 된장에도 MSG가 들어있으니 얼마나 많이 화학조미료에 노출되어 있는지 알 수 있다.

그 방송 직후 중국집의 매출은 3분의 1 이상으로 줄었다고 하였지만 그즈음 같은 방송사에서 제작되었던 드라마 때문에 곧 웃을 일이 생겼다. 극중 기억상실증에 걸린 여주인공이 가장 좋아하는 음식은 자장면이었다. 비록 방송이지만 하루가 멀다하고 예쁜 주인공이 입술에 까만 칠을 해가며 자장면을 먹는 모습은 '참을 수 없는 자장면의 유혹'을 유발, 그 드라마가 상영되는 날이면 자장면 배달 사태가 이어졌다고 한다. '떠나 버린 자장면은 오지 않아'라는 명대사와 함께 유난히 자장면 먹는 장면이 많았던 것은 너무나 솔직한 MSG 보도로 중식업소들의 영업에 지장을 주었다는 생각에서 비롯되었을지 모르지만 잠시 웃었다고 모든 사람들이 화학조미료 사건을 완전히 잊은 것은 아니었다.

춘장도 콩 발효식품

안전한 먹을거리를 원하는 사람들은 더욱 많아지고 있고, 예전보다 훨씬 조심스럽게 자장면을 먹고 있는 것이 현실이다. 다행히 그때 이후로 많은 업소들은 자진해서 화학조미료의 사용을 줄였고, 아예 천연조미료만을 사용한다는 업소도 생겨났다.

그런 많은 자정 노력 중 가장 반가웠던 소식은 춘장의 질을 높였다는 어느 업체의 이야기였다. 그 업소는 시중의 춘장보다 콩을 더 넣고 발효시킨 '자가 제조' 춘장을 사용한다면서, 앞으로는 콩의 사용을 20%에서 40%로 늘려나갈 것이라고 하였다. 춘장에 콩의 비율이 높아진다면 맛난 맛, 즉 전체 아미노산의 비율이 높아져 구태여 한 가지 아미노산 MSG 에 집착할 필요가 없을 것이다. 콩이 아미노산으로 분해되려면 최소한, 발효되기까지의 시간이 필요하다. 이 시간을 기다려주는 것이 발효음식, 특히 장 醬 에 대한 예의다. 자장면도 예외는 아니다.

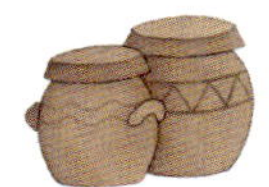

엑스트라 버진급

"우리는 100% 올리브유만을 사용합니다." 이는 얼마 전, 아침 신문에 딸려 온 전단지의 내용으로 대두경화유 硬化油 대신 올리브유를 사용했다는 모 치킨업체의 홍보문구였다. 대두정제유는 흔히 우리가 '식용유'라고 부르는 콩기름이다. 대두경화유란 대두정제유 精製油 에 수소를 첨가하여 반고체상태로 만든 것으로 마가린이나 쇼트닝이 이에 속한다. 콩기름을 정제하는 이유는 보다 상온에서 안정적인 기름을 먹자는 것이지만 정제과정 중에 화학용제가 사용된다. 콩에 아무리 몸에 좋은 지방산이 많아도 액체 상태의 기름을 고체로 만들 때는 나쁜 트랜스지방산으로 변해 몸에 '나쁜 기름'이 된다.

흔히 식물성 기름은 불포화지방산이 많아 좋고 동물성 기름은 포화지방산이 많아 나쁘다고 하지만 모두 일장일단이 있다. 영양학자들은 지질을 섭취함에 있어 불포화지방산과 포화지방산을 2 대 1로 섭취했을 때 가장 이상적이라고 말을 한다. 불포화지방산은 우리 몸의 혈관을 깨끗하게 해 주는 반면 열에 불안정한 것이 단점이다. 포화지방산은 열에는 안정적이지만, 혈관을 탁하게 하는 콜레스테롤이 많이 들어 있다. 불포화지방산의 단점을 보완하고자 수소를 첨가해 열에 안정적인 대두경화유를 만들면, 그 과정에서 트랜스지방산이 생긴다. 트랜스지방산은 자연 상태에는 거의 존재하지 않는 지방산으로 '플라스틱 식품'이라는 별칭이 붙어 있다. 트랜스지방은 지질을 구성하는 지방산이 변형된 것으로 우리 몸에 들어가서 면역기능을 약하게 하고 심하면 종양의 원인이 된다고 알려져 있다.

가려 먹는 것이 복!

우리는 대개 콩이 몸에 좋으니 콩으로 만든 마가린이나 쇼트닝도 좋은가 하고 생각하지만, '플라스틱 기름'이란 오명이 붙어 있는 인공 기름이 우리 몸에 좋을 리가 없다는 것은 불 보듯 뻔한 일이다. 하지만 대두경화유를 이용한 가공식품이 우리 주위에는 만연해 있으니 알고 보면 정말 '믿고 먹을 만한 것이 없다'는 탄식이 절로 나올 정도다. 예전엔 무엇이나 잘 먹는 것이 복이라고 했지만 지금은 잘 가려 먹는 것이 보다 현명한 일로 생각된다. 1960년대 식용유공장이 가동되면서부터 '깨끗한 식용유'로 굽거나 튀기는 조리법이 많이 생겨나 지방섭취가 늘어나고 밥상은 보다 화려해졌지만 결코 우리 건강까지 보장받았던 것은 아니었다.

예전 우리가 콩기름을 짜는 방식은 콩깻묵 틀에 콩을 넣어 압착하는 것이었다. 콩기름을 짜내고 남은 콩깻묵은 동물의 사료나 비료, 또 물고기 잡을 때 떡밥 등으로 사용했다. 하지만 옛날의 콩기름은 지금의 콩기름과 같지 않다. 우리 조상들이 주로 이용했던 기름은 들기름과 참기름이었다. 지질 함량이 50%나 되는 들깨와 참깨를 손쉽게 구할 수 있었기에 굳이 지질함량이 20%인 콩을 이용할 필요는 없었을 것이다. 물론 콩밥, 콩조림, 콩강정, 된장, 간장 등으로 콩을 항시 먹고 있었던 것도 굳이 콩으로 기름을 짤 필요가 없었을 것이다. 그렇다고 콩기름을 아주 사용하지 않은 것도 아니었다. 명절날 지짐이나 유과 등 튀긴 음식을 많이 해야 할 때는 콩기름을 이용했고, 또 가마솥을 길들이거나 방바닥에 콩댐을 하는 경우에도 콩기름을 사용하곤 했다. 하지만 일상적으로 콩기름을 식용에 이용하지는 않았던 것 같다.

콩을 눌러 짤 경우에는 기름 외에도 많은 다른 영양성분이 용출되어 나온다. 이 때문에 다른 기름보다 쉬 산패 되었던 것도 콩기름을 기피하는 이유가 되었을지 모른다. 서구식 기름공장이 세워지면서부터는 콩의 영양성분은 불순물로 분리되어 정제되었고, 이내 '깨끗한' 콩기름이 각광 받게 되었다. 특히 수입콩을 이용한 값싼 식용유는 폭발적인 인기와 함께 이내 각 가정의 상용 식품이 되어 갔다. 마가린으로 대표되는 대두경화유의 인기는 또 어땠는가. 하긴 우리는 얼마 전까지만 해도 '깨끗한 식용유'에 무슨 문제가 있다고는 꿈에도 생각하지 못했었다.

콩기름을 정제 분리하는 과정에서는 콩의 영양분, 즉 식물성 단백질, 비타민, 미네랄 등이 불순물로 처리된다. 콩을 그대로 먹을 때는 콩에 들어 있는 영양분은 큰 장점이지만 기름공장에서는 제거해야 할 대상이다. 튀김 온도는 180도 이상 온도가 올라가야 하기 때문에 무미, 무취한 기름일수록 고급식용유가 된다. 꺼끗한 기름을 제조하기 위해서는 핵산과 같은 용제를 이용해 기름성분을 추출해 내어야 하고, 표백과 정제과정, 고온에서의 탈취작업 등이 요구된다.

아래 '식용유가 만들어지는 과정'은 식품이 아니라 굉장한 화학물질이 만들어지는 것 같다. 기름을 추출할 때는 위험한 핵산용제가 사용되는 것도 논란이 되지만 더 큰 문제는 탈취과정 중에 지방산의 변형이 일어난다는 점이다. 고온에 오래 노출될수록 더 많은 트랜스지방산이 생겨나게된다. 탈지, 탈검, 탈색, 탈취 등의 과정 중에 비록 잔량이 남아 있지 않다 하더라도 여러 화학물질에 노출되었다는 것은 확실하다. 아무 일도 없으면 좋겠지만, 아주 미량의 화학물질이라도 심지어는 한 분자라도 위험하다는 의견을 피력하는 학자도 있다. '플라스틱'이란 말은 영구적이라는 말인데 트랜스 지방이 우리 몸에서 영구히 트러블을 일으킬 수 있다는 것은 상상만으로도 무서운 일이다. 더구나 식용유는 일생에 한 두번 쓰고 마는 것이 아니라 우리가 매일의 밥상에서 만나야 하는 말 그대로 식용기름이지 않은가.

식용유가 만들어지는 과정

우선 원료를 잘게 부순다→헥산과 같은 용제를 이용해 기름 성분을 추출한다→용제를 여과해 분리한다→남은 불순물을 없애기 위해 인산염을 넣고 가성소다로 중화시킨다→여기에 물을 부어 세척하고 표백제를 넣은 뒤 다시 여과한다→마지막으로 230℃ 이상의 고온에서 탈취 작업을 한다.

탈지대두는 공장된장의 원료

현재 식품공장에서 이용하는 콩의 용도는 크게 보면 2가지다. 하나는 콩의 기름을 이용하는 것이고 또 하나는 기름을 뺀 탈지 대두를 이용하는 것이다. 식용유 공장에서 기름을 뺀, 탈지대두는 사료공장이나 된장공장으로 들어가게 된다. 탈지대두에 인공발효균을 접종하여 1주일 만에 나오는 것이 바로 슈퍼마켓에서 판매되고 있는 공장된장이다. 시판된장의 맛과 색을 보충하려고 조미료, 색소, 산도조절제 등이 들어가고 장기 유통을 위해 보존제가 들어가고 효소의 활성을 억제하기 위해 살균을 한다.

기름은 기름대로 만들고 탈지대두로는 된장을 만드니 이것을 1석2조라고 해야 할까. 하지만 가짓수만 늘여 놓았다 뿐이지, 어느 하나도 제구실을 못 하는 반쪽짜리 식품이 되어 버렸다. 서구화, 세계화의 영향으로 우리 식단도 점점 서구식을 닮아 가고 있다. 그러면서 늘어나게 된 것이 쇼트닝이나 마가린을 사용한 라면, 콘플레이크, 어묵, 과자, 케이크, 빵 등의 가공식품과 인스턴트식품들이다. 여러 가공식품에 가공기름을 사용하면 맛과 풍미, 저장 기간은 늘어나지만 나쁜 트랜스 지방도 덤으로 먹게 된다는 것을 알아야 한다.

일부에서는 1970년대부터 이미 트랜스지방의 위험을 알고 있었다고는 하지만 엄청난 속도로 성장하는 식품 가공 산업을 멈추게 할 수 없었다는 변명을 하기도 한다. 하지만 오늘날 트랜스 지방의 문제는 양심 있는 학자들의 지적과 일반인들의 건강 상식이 늘면서 사회문제로 대두되기에 이르렀다. 『식용유를 먹지 말아야 하는 10가지 이유』란 책에는 "트랜스 지방의 대표라 할 수 있는 마가린은 동물성 지방인 버터보다 더 나쁘다."고 하고 있다. 하지만 이 정도의 갈은 점잖은 편이다. 영국의 의학학회지는 트랜스지방산 섭취를 2% 늘리면 심장병 발생 위험이 28% 증가한다고 발표하였고, 미국 하버드대 연구진은 트랜스지방산 섭취를 2% 늘리면 당뇨병 발생률이 39% 증가한다고 밝히고 있다.

순수라는 말 때문에

대두정제유, 대두경화유가 몸에 좋지 않다는 것이 속속 밝혀지자, 몇몇 업체에서는 옛날식의 압착대두유를 발 빠르게 선보이기도 하였다. 옛날식으로 짠 압착 대두유는 올리브유에 비교하자면 열을 가하지 않고 그대로 짠 엑스트라 버진급이라 할 수 있다. 그런데 요즘 각 가정에서는 대두식용유보다는 올리브유를 많이 이용하고 있고, 그 중에서도 압착올리브유의 인기는 하늘을 찌르고 있다. 얼마 전 식용유를 사려고 마트에 가보니 눈에 띄는 것은 거의 올리브유였다. 보통 때 같으면 나도 압착 올리브유 하나를 바로 집어 왔겠지만 그날따라 많은 생각이 있었나 보다. "장고長考 끝에 악수 둔다."는 말을 이럴 때 쓰는 걸까? 어쩌다 보니 선반 맨 아래쪽에 감추어진 듯 진열되어 있는 기름을 집어 들고 오게 되었다. 이탈리아에서 직수입한 올리브유에다가 양도 많았고 가격까지 착했기 때문이다.

하지만 집에 와서 보니 올리브정제유 80%와 압착올리브유 20%가 섞인 혼합유였다. 라벨에 붙어 있던 'pure 순수한'라는 글자에 현혹당했던 것 같다. 언제부터인지 식품이 깨끗하다거나 순수하다는 말은 뒤집어 생각해봐야 하는 세상이 되어 버렸다.

우리 식생활에서 식용유를 쓰는 용도를 보면 외국처럼 샐러드에 쓰는 것보다는 볶거나 구울 때 많이 사용한다는 것을 알 수 있다. 값이 비싼 엑스트라 버진급의 압착유라도 프라이팬에서 5분 이상 가열하면 트랜스지방이 생겨난다고 한다. 그러그로 압착유는 참기름, 들기름처럼 아껴 먹고, '지지고 볶을 때'는 대두정제유나 올리브정제유를 사용하는 것이 좋다는 생각이다. 당연한 얘기지만 굽거나 기름에 튀기는 조리법보다는 삶거나 찌는 조리법이 더 좋다. 또 올리브유보다 불포화지방산이 더 많이 들어 있는 들기름과 참기름이 우리 몸에 더 좋은 것은 물론이다. 그러나 아무리 좋은 기름이라도 산패되지 않도록 주의해야 한다. 들기름, 참기름을 상온에 두지 않고 냉장고에 두고 먹듯 비싸게 산 압착 올리브유는 냉장고에 두고 먹는 것이 좋다.

그런데 산패된 기름이나 정제된 기름 혹은 트랜스지방의 위험으로부터 완전히 벗어나는 방법이 있다면 그 길을 선택하겠는가? 그것은 콩을 많이 이용하는 것이라고 말하고 싶다. "그렇지, 또 나왔다, 콩 얘기!"라고 할 수도 있겠지만 콩에는 우리 믐에 좋은 기름까지 많은데 어쩌랴!

그런데 콩을 발효시킬 때, 즉 된장 속에서 콩 속의 지질은 어떻게 변할지 궁금하지 않은가. 콩이 된장이 되면 **피하지방층을 형성하는** 중성지방의 함량은 감소하는 대신 **세포막의 구성물질인** 당지질과 인지질 함량은 증가한다고 한다. 365일 공기 중에 놓여져 있는 된장이 산화에 대해서 안정적인 이유는 발효 중에 생기는 페놀 화합물과 갈변 물질이 항산화 작용을 하고 있기 때문이다. 식물성 기름이 아무리 몸에 좋지만 일단 기름으로 짜놓으면 산패가 문제다. 하지만 콩밥, 된장 등 콩을 통째로 먹거나 발효해서 먹으면 산패를 걱정할 필요가 없다. 좋은 지질뿐 아니라 여러 영양성분을 그대로 먹는 우리의 콩 먹는 방식은 서양식으로 말하면 엑스트라 버진급, 아니 그보다 한 수 위라 하겠다.

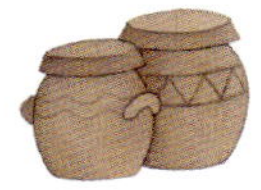

푸드계의 혁명아, 고추

최근 들어 일본 여성들 사이에는 고춧가루를 휴대해 다니면서 음식에 뿌려 먹기도 하는 등 이른바 '고추 다이어트'가 인기라고 한다. 고추의 매운맛은 '캡사이신'이라는 성분에 의한 것인데, 지방을 연소하는 효과가 있다고 알려졌다.

과연 매운 것을 먹을 때 몸에서 열이 나고 땀이 흐르는 것은 이 캡사이신 성분이 몸속의 지방을 연소해 준다는 증거라도 되는 것일까. 그렇다면 우리나라의 비만 인구가 서양에 비해 적은 것도 우리가 매일 매운 음식을 즐겨 먹는 것도 한 이유가 되지 않을까 한다.

고추는 조선시대 중엽 일본을 거쳐 우리나라에 유입되면서 가히 음식 혁명을 이루었다고 할 정도로 우리 음식은 엄청난 변화를 맞게 된다. 이전에도 산초 등을 이용한 매운 음식은 있었다지만, 고추의 강렬한 맛과 색과는 비교되지 않았다. 고추로 인해 제일 크게 달라진 것은 침채로 불렸던 김치였다. 문헌상으로 보면 우리나라에서 제일 먼저 고추가 이용된 음식은 오이김치였고, 두 번째가 고추장이다. 우리가 먹고 있던 막장에 외부에서 들어온 고춧가루를 조금씩 첨가하다가 점차 고춧가루의 비율이 많아지면서 지금의 고추장으로 발전되었을 것이다.

고추를 즐겨 먹는 나라들

　세계에서 우리처럼 매운 음식을 즐겨 먹는 나라가 꽤 되는데 대표적인 나라는 터키와 헝가리다. 터키에는 매운 고추 양념을 얹어 먹는 '케밥'이 있는데 이제는 웬만한 서양식 패밀리식당에는 다 있을 정도로 글로벌한 음식이 되었다. "어떤 사람은 명예를 원하고 어떤 사람은 부를 원하지만, 모두가 원하는 게 있다면 그것은 파프리카를 넣은 구아슈 헝가리 전통음식" 라는 말이 있을 정도로 헝가리 사람들 또한 매운맛을 즐긴다. 고추는 남아메리카가 원산이라 하지만 재배 지역의 환경에 따라 모양과 매운 정도를 달리하면서 많은 변종이 있는 게 특징이다.

　일본의 가장 남쪽 섬인 오키나와에는 '고려후추 코레이그스'라는 조미료가 있다. 그것은 빨간 고추를 쌀소주에 담근 것으로 오키나와의 전통요리에서는 빠질 수가 없는 재료라고 한다. 고려 후추? 이름에 후추가 들어가지만 진짜 후추는 아니다. 우리나라에서는 토양과 기후가 맞지 않아서인지 예나 지금이나 후추는 생산되지 않고 전량 수입에 의존하고 있다. 오키나와에서 고려후추라고 한 것은 후추가 아니라 바로 고추를 말한 것으로 보인다.

　그렇다면 고려시대에 고추가 있었다는 말인가? 고추는 임진왜란 때 일본으로부터 전해졌다는 것이 정설이지만, 구한말 황성신문의 주필이었던 장지연 선생은 고려시대에 몽고로부터 고추가 전래되었다고 주장한다. 이를 뒷받침해 주는 것이 바로 순창 만일사의 비석에 적혀 있었다는 이성계와 관련된 '고추장의 전설'이 아닌가 한다.

고추의 유입이 고려시대이든 조선시대이든 보다 중요한 것은 고추로 인해 우리 음식에 큰 변화가 있었다는 점일 것이다. 또한 비슷한 시기에 고추가 유입되었을 텐데도 중국이나 일본 사람들은 매운맛을 좋아하지 않고, 유독 우리나라 사람만 매운 음식을 즐긴다는 것은 아무리 생각해도 특이한 일이다. 우리 음식은 크게 보면 고추가 들어가는 음식과 들어가지 않은 음식으로 나뉜다고 할 정도로 고추가 두루 쓰이는데 말이다.

발효소스는 다르다

고추도 먹으면 먹을수록 더 매운 것을 찾게 된다는 그야말로 중독성이 있다는 얘기인데 고추장도 예외는 아니다. 하지만 고추장의 참맛은 고추의 매운 맛, 찹쌀과 엿기름의 단맛, 천일염의 짠맛, 메주의 감칠맛 등이 조화를 이루고 있어야 한다. 하지만 요즘의 고추장은 수입고추, 물엿, 소금 정제염 에다가 방부제와 발색제 등이 기본으로 들어간다. 이런 고추장은 그저 '달고 매운 소스'에 지나지 않는다는 것이 내 생각이다.

전통 고추장은 발효 기간이 길수록 맛도 좋아지지만 항암효과도 좋아진

토막상식

고추의 비타민 C, 오렌지보다 많다

1932년 헝가리의 과학자가 고추(파프리카)에서 비타민 C를 다량 추출하면서 노벨상을 받게 되었다. 이때부터 고추는 감기나 기관지염에 좋은 음식으로 널리 알려졌다. 고추의 비타민은 귤이나 오렌지에 들어 있는 비타민 C보다 5~6배가 많고, 우리 몸에서 비타민 A로 변하는 카로틴도 많이 들어 있다. 우리는 감기에 걸리게 되면 고춧가루를 푼 콩나물국을 먹으라는 말을 듣는데, 이것은 잘 알려진 민간처방이다.

다는 실험결과도 많이 나와 있다. 전통식 고추장은 고추에서 오는 비타민 A와 C, 엿기름의 레시틴, 메주의 아미노산이 있는 '영양이 풍부한 소스'이다. 이미 우리 조상들은 고추장의 효능을 알고 있었던 듯, 5년 이상 발효된 전통고추장을 약고추장이라 부르며 중시 여겼다.

『맛과 추억』이란 책은 소설가 황석영이 추억하는 옛날 음식에 대한 책인데, 그가 추억하는 음식을 보면 간장으로 담근 '산초장아찌', 왕멸치로 국물 맛을 낸 '콩나물 해장국', 된장과 고추장 넣고 끓인 '냉이 토장국' 등이다. 매운 음식으로는 '고추장 장떡' 정도다. 10년이나 20년 뒤, 우리는 어떤 음식을 추억하게 될까. '매운 떡볶이'와 '낙지볶음'은 당연하게 들어갈 것이다. 고추가 많이 이용되면서 다양해진 조리법도 있지만, 사라져 버리는 조리법도 꽤 되는 것 같다. 예를 들어 예전의 '조기찜'은 하얀 지단과 노란 지단, 채친 당근, 검은 석이버섯 등으로 고명을 얹어 쪄냈던 음식인데 지금은 고춧가루를 넣고 매콤하게 끓이는 조기탕이 더 일반적이다. 오늘은 어쩐지 이삼백 년 전으로 돌아가 맵지 않은 담백한 반찬을 만들어 보고 싶다.

고추장도 국제식품

고추장이 마침내 국제식품으로 공인됐다. 최근 이탈리아 로마에서 열린 국제식품규격위원회 (Codex•코덱스) 총회에서 아시아지역 국제식품 규격으로 최종 확정된 것이다. 국제식품 규격은 세계무역기구(WTO)가 인정하는 국제식품 기준으로 우리나라에서는 2001년 김치에 이은 두 번째 쾌거다. 이번에 고추장은 'Gochujang'이란 우리 명칭 그대로 국제식품 공인을 받았다. 된장과 인삼도 역시 코덱스 식품이 되었지만 다른 나라에도 비슷한 제품이 있어 한국고유 명칭 그대로 공인받지는 못했다.

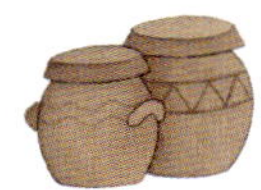

두부제조기와 청국장발효기

평소에 우리 부엌에서 흔히 쓰는 기구들 커피추출기, 믹서, 토스터, 전자레인지, 오븐, 냉장고 등이 대부분 외국에서 유래된 것임을 생각할 때, 우리나라에서 발명되거나 아니면 우리 음식을 만드는 데 쓰는 유용한 주방기구를 찾아보는 것도 의미있는 일이라 생각한다.

특히 콩을 좋아하는 열혈주부 입장에서는 가정에서 쉽게 콩을 가공해서 먹을 수 있는 두유제조기와 청국장발효기 등이 시중에 나왔을 때 무척 반가운 마음이 들었다.

두부제조기는 두유나 두부를 만들어 먹을 수 있도록 고안된 제품으로 집에 하나 가지고 있으면 꽤 유용하게 쓸 수 있다. 그 기구들은 처음 출시되었을 때는 가격이 꽤 비싼 편이었지만 현재는 많이 저렴해졌다. 두유제조기로는 집에서 손쉽게 두유와 두부를 만들어 먹을 수 있고 청국장발효기로는 냄새 걱정 없이 48시간에 청국장을 만들어 먹을 수 있다.

두유 만들기

두유제조기는 여름철 콩국수를 해먹을 때 유용하다. 식구가 단출하면 즉석두부를 만들어 보는 재미도 있다.

두부를 만들다 보면 조금씩 요령도 늘어나기 마련이어서 나중에는 제법 두툼하고 말랑말랑한 두부를 만들 수도 있다. 하지만 솔직히 두부보다는 두유를 만들 때 훨씬 유용하다고 생각하는데 사용서에 적힌대로 두부를 만들면 크기가 너무 작고 질감도 거친 편이다.

일반적으로 집에서 콩국수용 콩물을 만들려면 미리 콩을 불려 놓았다가 콩을 삶고, 다시 이를 믹서나 주서로 곱게 갈아주어야 한다. 하지만 두유제조기가 있으면 그 번거로움이 대폭 줄어든다. 콩 한 컵 100g 을 망에 넣고 눈금 1,300cc가 그려져 있는 대로 물을 붓고 '두유코스'를 눌러주면 딱 20분 만에 두유가 된다. 만약 점심으로 콩국수를 먹으려면 아침에 미리 콩을 갈아 두었다가 냉장고에 넣고 차갑게 해서 이용하면 좋다. 땅콩이나 잣 등을 함께 콩하고 갈아두면 더 고소하고 맛있다. 물론 생콩 그대로 바로 이용할 수 있다는 것이 큰 장점이지만 그래도 미리 물에 불려 놓았던 콩을 이용했을 때의 콩국 맛이 더 좋았다.

두유제조기로 본전 뽑는 방법

콩국수만을 해먹기 위해 이 기구를 산다면 너무 비싸지 않나 싶지만 이용하기에 따라 얼마든지 본전을 뽑을 수 있는 방법이 있다. 두유에 약간의 소금을 넣고 따뜻하게 혹은 차갑게 해서 먹는 방법도 있고 두유를 음식조리 시 적극적으로 이용하면 좋다. 아이들이 있는 집에서는 쿠키나 빵을 만들 때 두유를 이용할 수 있는데, 특히 콩을 잘 먹지 않는 아이들에게는 콩의 영양을 고스란히 먹일 수 있다. 남는 비지로는 **비지전**을 만들 수 있는데 고기나 김치를 잘게 썰어 만들고, **콩죽**은 아침밥 먹기가 부담스러운 날 쉽게 만들 수 있다. 불린 쌀을 약간 으깨서 쌀 양의 5배로 콩물을 부어주고 콩죽이 끓기 시작하면 눈지 않도록 가끔씩 저어주다가 소금으로 간을 맞춰

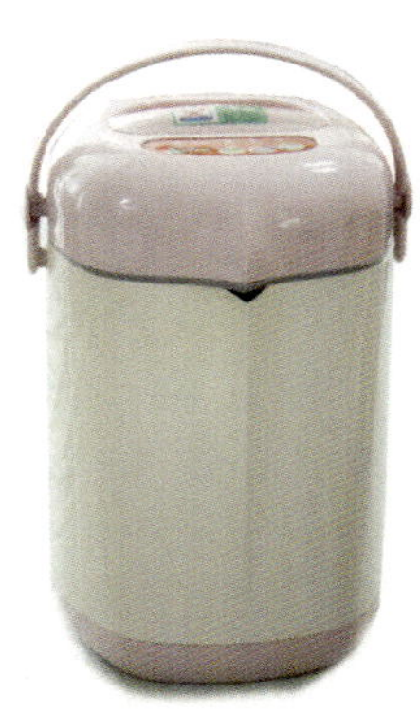

두유 두부 제조기

먹는다. 이때 동치미국물이나 물김치를 함께 먹으면 더 좋다.

얼마 전 아주 오래 묵은 콩으로 콩국수를 해먹은 적이 있다. 코푸드를 운영할 때 두 번째 옮겨간 사무실에서부터 가지고 있었던 콩이니 적어도 5년 이상은 되었던 것 같다. 그때는 콩을 저장해 두려는 의도보다는 여러 농산물의 포장 방법에 관심이 있어 예쁜 유리병을 모으고 있었다. 어느 일요일, 콩국수를 해먹으려고 했지만 콩이라고는 유리병에 든 콩밖에 없다는 것을 알게 되었다. 벌레가 났을 것 같아 조심스럽게 뚜껑을 열어 보았는데 다행히 모두 말짱했다. 병의 패킹 능력이 좋다고 해야 할지 아니면 상온에서 오래 견뎌준 콩이 대단하다고 해야 할지 아무튼 5년이 지난 콩을 먹게 되다니 횡재한 기분이었다. 그 콩으로 콩물을 만들고 보니 약간 메주냄새가 나는 듯 했지만 묵은 콩이 햇 콩과 같기를 바랄 수는 없는 노릇이다.

놀라지 마시라! 다음 이야기를 들으면 5년 보관된 콩은 아무것도 아니라는 것을 알게 될 것이다. 자그마치 3천 년이 넘는 고대 이집트의 피라

미드에서 나온 완두콩이 국내 기술진에 의해 증식되었다는 소식이 있다. 이는 세계에서 가장 오래된 완두콩의 원종이라고 한다. 국립수목원에서는 이집트의 투탕카멘 왕 묘 발견 때 출토된 완두콩 5알 중에서 2알을 입수하여 1,500알로 증식하였다는 것이다. 그런데 어떻게 완두콩을 입수했는지는 밝히지 않고 있다. 완두콩의 비밀이라! 어쩌면 곧 <인디애나 존스> 같은 영화 한 편이 만들어지지 말란 법도 없다.

청국장 만들기

우리가 흔히 '옛것에서 새로움을 만들어 낸다'는 의미로 '온고이지신溫故而知新'이라는 한자성어를 쓰는데 두유제조기, 청국장 발효기 등이 모두 좋은 사례가 아닌가 한다. 청국장 발효기 역시 원터치 방식으로 이루어졌는데, 24시간 만에 청국장진이 죽죽 일어나는 청국장을 손쉽게 만들 수 있다. 청국장 발효기의 가장 좋은 점은 계절 구분 없이 만들 수 있다는 점이고, 또 청국장을 만들 때 전혀 냄새가 나지 않는다는 점이다.

시중에 나와 있는 청국장 발효기는 쿠쿠와 엔유씨 제품이 대표적이다. 쿠쿠 청국장 발효기는 밥통처럼 되어 있어 한 번에 최대 5kg까지 청국장을 만들 수 있는데 스테인리스로 만들어진 둥근 채반도 딸려 있어 여기에 삶은 콩을 넣고 청국장 코스를 눌러주면 24시간 만에 청국장이 완성된다. 엔유씨 제품에도 작은 플라스틱 채반이 딸려있는데 최대 1kg까지 청국장을 만들 수 있다. 전자는 대가족에 후자는 소가족에 맞춤이라 하겠다. 쿠쿠제품은 청국장 외에도 요구르트와 식혜 기능이 있고 엔유씨 제품은 요구르트 겸용이다.

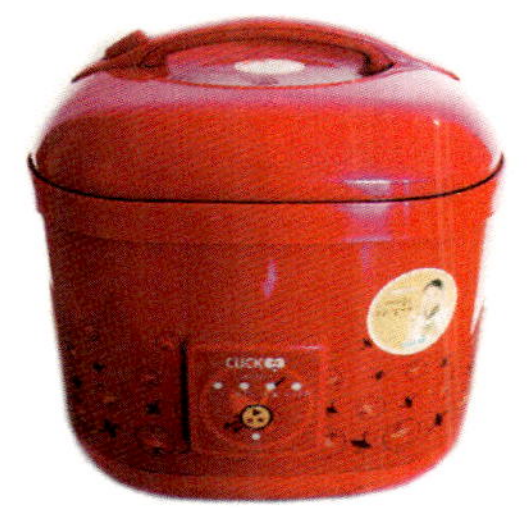
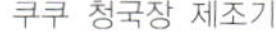
쿠쿠 청국장 제조기

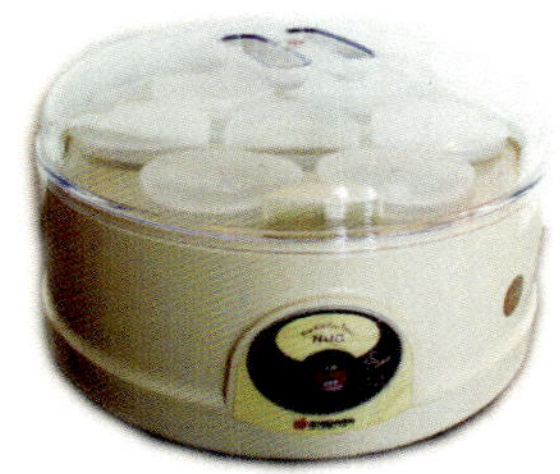
엔유씨 청국장 제조기

　물론 두유를 만들 때 두유제조기 없이 만들 수 있듯이 청국장 또한 기구를 이용하지 않고도 만들 수 있다. 예전엔 청국장을 만들 때 짚을 깔아주거나 대나무소쿠리를 이용하곤 하였다. 하지만 청국장을 만들 때 굳이 짚을 넣어주지 않아도 되고 실험실에서 배양된 균을 사용하지 않아도 잘 된다. 청국장이 만들어지는 것은 공기 중에 청국장 발효에 관여하는 균이 자연스럽게 달라붙기 때문에 가능하다. 공기 중에는 많은 균이 있지만, 일단 청국장균이 발효에 관여하기 시작하면 유해균들은 자라지 못한다. 이때 청국장균은 가장 강력한 '우점종 優占種'의 역할을 한다. 예를 들어 메주를 띄울 때는 방 안 아랫목에 이불을 덮어두는데 보기에는 비위생적이지만 메주의 유익균이 활동하는 데는 아무 문제가 없다. 맛난 청국장을 만들려면 주위에서 맛있다고 소문난 청국장을 얻어다가 물에 풀어 삶은 콩에 뿌려주는 방법도 있다. 이렇게 하면 좋은 청국장균이 먼저 자리를 잡아 실패하지 않도록 해준다. 집에서 청국장을 만드는 또 하나의 이점은 보이지 않는 미생물의 세계를 간접적으로 경험해 볼 수 있다는 점이다. 특히 아이들에게는 발효과학의 현장을 보여줄 수 있는 좋은 기회가 될 것이다.

두유제조기나 청국장발효기는 아무 때나 쉽게 두유나 청국장을 만들어 먹을 수 있는 도구이다. 반면 모든 것이 기계화 첨단화되고 있는 요즘에도 된장을 담그는 옹기만은 옛날 그대로의 모습을 그대로 간직하고 있다. 옹기의 쓰임새는 예전에 비하면 현저히 줄어들었지만 옹기의 과학은 점점 더 주목을 받고 있다. 옹기는 구시대의 유물이기도 하지만 현대에도 필요한 편리한 용기로 생각된다. 요즘 옹기는 쌀독, 정수기, 어항 등 생활용품 뿐 아니라 장식소품으로까지 사용범위가 넓어지고 있으니, 세월을 뛰어넘는 '스테디셀러'라 할만하다. 스테디셀러인 옹기나 베스트셀러인 두유제조기, 청국장발효기처럼 앞으로 어떤 도구가 우리 생활을 편하게 해 줄지, 특히 보다 다양한 방법으로 콩을 이용하게 해줄지 기대해 볼 일이다.

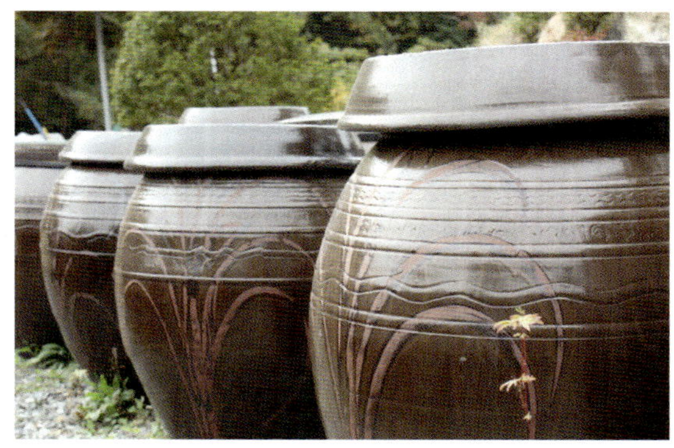

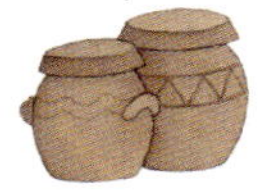

좋아 좋아, 청국장라면

　하루는 이전처럼 이것저것 일을 하다 보니 어느덧 점심시간이 한참 지나 있었다. 부엌으로 가보니 밥은 한 톨도 남아 있지 않아, 라면이라도 끓여 먹어야겠다고 생각했다. 그때, 타이밍도 절묘하지, 머릿속에 떠오른 건 냉장고 구석으로 밀려나 있을 청국장가루! 사람이란 참 간사한 동물이다. 인터넷 된장가게를 운영할 때는 '청국장을 이렇게 먹어보라, 저렇게 먹어보라' 열심히 훈수를 두곤 했는데 정작 나 자신은 그렇게 하고 있지 않으니 말이다. 요즘 하루가 멀다하고 된장찌개나 된장국을 먹고 생된장에 상추쌈을 먹고 있으니 청국장 먹을 겨를이 없었다고 핑계를 댈 수 있다. 사실 난 청국장보다 된장이 좋다.

　예전엔 실험 삼아 여러 음식에 청국장가루를 넣어보곤 했는데, 물론 라면도 실험 대상이었다. 라면이 거의 다 익었다 싶을 때 청국장가루를 넣고 30초 정도 더 끓인 청국장라면은 생각보다 맛이 좋다. 청국장 맛이 입에 감지되긴 하지만 먹기에 부담스럽지는 않고, 오히려 구수하고 한층 진해진 국물 맛이 별미로 느껴질 정도다. 청국장을 30초 정도 끓이면 효소는 어느 정도 사라질 테지만 다른 영양소들은 거의 그대로 있을 것이다.

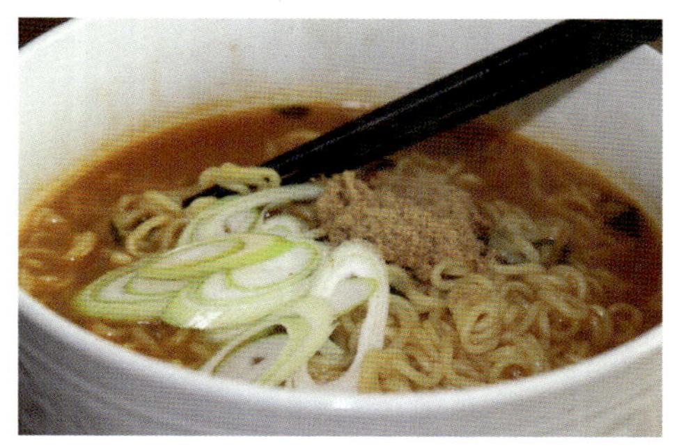

건강도 챙기면서 색다른 맛으로 즐겁게 먹을 수 있는 **청국장 라면**을 추천한다.

지금이야 냉장고가 있어 청국장을 사시사철 먹을 수 있지만 원래 찬바람이 날 때 뜨거운 온돌방에서 발효시키는 것이 청국장이었다. 추운 겨울날 뚝배기에 보글보글 끓인 청국장을 먹는 맛이 진짜 청국장 맛이 아니었을까. 예전엔 해콩이 나오는 10월 말부터 청국장을 만들기 시작하곤 하였다. 초가을부터 겨울에 청국장을 띄웠던 것은 뜨거운 아랫목과 함께 보관을 위해서 밖의 찬공기가 필요했기 때문이었을 것이다.

청국장은 변비 특효약

청국장을 먹는다는 것은 수백 억 마리의 청국장 발효균주, 각종 효소, 생리활성물질을 한꺼번에 먹는다는 것이다. 일상생활에서 청국장의 효능을 뚜렷하게 경험할 수 있는 가장 확실한 것은 청국장의 정장효과라 할 수 있다. 장이 건강하지 못하다는 인체의 신호인 변비나 설사에 청국장만큼 좋은 음식도 없다. 청국장균은 g당 10억 마리가 있으니 청국장 두 숟가락 30g 에는 300억 마리의 유익균이 들어 있는 셈이다. 또한 장의 정장작용을 도와주는 식이섬유는 5%나 들어 있다. 즉 유익균과 식이섬유의 복합적인 작용으로 인해 장이 건강해져서 변비와 설사의 고통에서 벗어

날 수 있는 것이다. 정제식품을 많이 섭취하는 현대인들에게 부족하기 쉬운 섬유질, 비타민, 미네랄을 저렴하면서도 효과적으로 섭취할 수 있는 최고의 식품은 청국장이다.

청국장의 다양한 효과 중 강조하고 싶은 것이 혈전용해 효과이다. 혈전피떡이 혈관 내에 쌓이면 고혈압, 동맥경화가 올 수 있고, 심지어 심근경색, 중풍의 원인이 된다고 한다. 모든 병은 혈피에서 온다고 할 정도로 깨끗한 혈관관리가 중요하다. 청국장의 단백질 분해효소는 먹은 지 12시간까지도 작용하는 것으로 알려졌다. 하지만 청국장에 들어 있는 효소는 끓이게 되면 많이 효소가 파괴된다는 것이 문제다. 이럴 때는 생청국장이나 청국장가루를 추천하고 싶다. 예전에는 청국장을 생으로 먹는다는 것은 생각지도 못했었다. 생청국장을 먹는 가장 좋은 방법은 쌈장으로 먹고 또 청국장가루나 청국장환으로 먹는 것이다

청국장 찌개에는 유익균이 얼마나 들어 있을까

그런데 청국장을 찌개로 만들면 얼마나 효소가 파괴되는 것일까. 부산에 있는 부경대학교에서는 재미난 실험을 한 적이 있다. 청국장과 모든 재료를 처음부터 넣고 끓인 찌개, 재료를 끓인 후에 청국장을 넣은 찌개 그리고 생청국장 이렇게 3가지를 준비해 생존 미생물에 대한 실험을 실시하였다. 결과를 보면 처음부터 청국장을 넣고 끓인 찌개에는 10만 마리가, 나중에 청국장을 넣은 찌개에는 100만 마리가, 생청국장에는 8천만 마리의 유익균이 남아 있는 것으로 밝혀졌다.

위의 결과를 보면 청국장을 끓여 먹는 것으로는 원래 청국장에 있는

유익균을 제대로 먹지 못한다는 것을 알 수 있다. 유산균에 대한 결과도 마찬가지였는데 끓이지 않을수록, 적게 끓일수록 몸에 좋은 성분을 먹을 수 있다.

다음은 인터넷에 널리 알려져 있는 '생청국장을 즐기는 11가지 방법' 이다. 모두 받아들이기엔 무리가 있겠지만 청국장 쌈장이나 청국장 비빔밥 정도는 무난하지 않을까 한다.

생청국장을 먹는 11가지 방법

1. 야채샐러드에 생청국장을 넣어 먹으면 신선한 맛과 고소한 맛을 동시에 느낄 수 있다.

2. 조미김에 생청국장을 싸서 그대로 먹거나, 김 안에 밥과 생청국장을 넣고 간을 맞추기 위해 김치나 간장을 넣어 함께 먹는다.

3. 믹서에 생청국장과 제철 과일 토마토, 사과, 딸기 등에 물, 두유, 우유 등을 조금 넣어 갈아서 먹는다. 기호에 따라 꿀을 가미하여 먹는다.

4. 싱싱한 상추에 생청국장을 양념 소금, 고춧가루, 파, 마늘, 깨소금을 하여 싸서 먹는다.

5. 배추김치에 청국장을 싸서 밥과 함께 먹는다.

6. 가정용 작은 절구에 찧고 된장을 조금 넣고 쌈장용으로 만들어 먹는다.

7. 시중에서 판매되는 주스를 이용해서 믹서에 넣고 갈아 마신다.

8. 청국장찌개를 끓이다 불을 끈 후에 생청국장을 넣어서 먹는다.

9. 된장국 등에 위와 같은 방법으로 조리하여 먹는다.

10. 생청국장을 동치미 또는 잘 익은 알타리김치와 함께 먹으면 구수하고 시원하다.

11. 따끈따끈한 밥에 생청국장을 넣고 참기름, 소금, 깨소금 등과 함께 비벼서 먹는다.

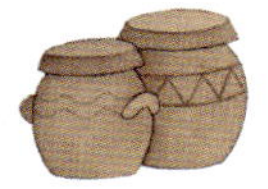

오픈소스로 거듭나기

오픈소스 Open source 는 컴퓨터용어로서 무료로 배포되는 소프트웨어 프로그램이다. 오픈소스를 이용하면 누구든지 자기만의 새로운 프로그램을 만들 수 있다. 소스 source 와 소스 sauce 를 발음이 비슷하다는 이유로 비교하는 것은 어색한 일이지만 젊은 사람들에게 좀 더 다가가려는 의도로 이해해주면 좋겠다.

마음대로 변형이 가능한 것이 오픈소스라면, 우리 된장도 젊은 사람들이 마음껏 응용해 재창조하는 소스가 되기를 바라기 때문이다. 지금은 일반 가정에서조차 글로벌한 먹을거리들이 넘쳐난다. 어떻게 하면 우리 아이들, 젊은이들도 된장과 간장을 글로벌 소스처럼 부담 없이 이용할 수 있을까.

발효맛은 제3의 맛

서양은 가히 소스의 천국이라고 해도 과언이 아니다. 프랑스에는 음식 종류만큼 소스의 종류도 많다고 한다. 그동안 외쳐온 '세계화' 덕분인지 우리 식탁에서도 글로벌한 소스, 즉 우스터소스, 굴소스, 케첩, 마요네즈,

두반장, 겨자소스 등을 쉽게 먹을 수 있게 되었다.

맛의 종류가 엄청나게 다양한 것 같지만 사실은 서양이고 동양이고 간에 시고, 짜고, 달고, 쓰고, 매운맛이 기본이지 않은가. 단적으로 말하면 소스란, 이 5가지 맛의 여러 조합에 지나지 않는다고 할 수 있다. 이 중에서 가장 기본적이고 필수적인 것은 소금 맛이다. 미래학자 엘빈 토플러는 "21세기에는 제3의 맛이 세계를 지배할 것"이라고 하였다. 그는 맛을 3가지로 구분했다. 제1의 맛이 소금 맛이요, 제2의 맛은 소스 맛이고, 제3의 맛은 발효 맛이라고 했다. 우리나라 음식은 특히 김치, 된장, 간장, 고추장, 젓갈류들, 식혜 그리고 막걸리 등 발효음식이 주류를 이루고 있다. 엘빈 토플러 식으로 말하면 우리는 가장 첨단의 맛을 일상적으로 맛보고 있는 것이다. 우리나라의 전통조미료인 된장, 간장, 고추장은 서양식으로 말하면 '소스'인 동시에, 감칠맛이 나는 '소금'이다.

장(醬) 3총사

일찍이 일본에서는 다시마의 맛난 성분, 즉 글루탐산을 추출해 '아지노모토 味の素'라는 이름을 붙였다. 글루탐산은 아미노산의 한 종류로 자연식품에는 거의 다 들어 있는데 굴론 콩 발효음식에도 상당히 많이 들어 있다. 된장에 들어 있는 여러 아미노산 중에서도 글루탐산의 비율이 가장 높은데, 글루탐산이 많이 들어 있으면 감칠맛이 많이 나게 된다. 일본의 아지노모토는 화학조미료 MSG 의 상품명인데 Mono Sodium Glutamate가 원래 이름이다. 우리나라에도 미원, 미풍이란 이름의 화학조미료가 한 시대를 풍미했었던 때가 있었다. 화학조미료를 너무 많이 먹으면 신경세포

의 교란이 생겨 건강에 좋지 않다는 사실이 많이 보도되었는데도 아직도 그 양이 크게 줄어들지 않은 것 같다. 가정에서의 화학조미료 사용은 많이 줄었지만 대중식당에서의 사용은 여전한 듯싶다. 자타가 인정하듯이 우리나라는 발효음식이 많이 발달한 '발효왕국'이다. 그런데 발효음식이 발달한 나라에서 글루탐산으로 대변되는 화학조미료를 많이 사용하는 것은 자존심이 상하는 일이 아닐 수 없다.

우리나라에서 장 3총사, 즉 된장, 간장, 고추장, 이것만 있으면 웬만한 가정 요리의 맛을 다 낼 수 있다. 하지만 패스트푸드와 각종 가공식품에 길든 젊은 사람들은 '장 3총사'를 다소 고루하게 생각하는 것 같다. 그런데 세계에서 이름난 소스들 중에는 '순수 발명작'이 아니라, 다른 나라의 전통 발효소스를 '카피'한 경우도 많다.

소스 이야기

우스터소스는 영국의 우스터샤 지방과 관계가 있다. 1835년 인도에서 총독을 지낸 사람이 고향으로 돌아와, 인도에서 먹던 소스 맛을 흉내 내어 만든 우스터소스는 육류, 생선요리에 사용하는 소스로 콩 타마린드, 앤초비 멸치젓, 식초, 당밀, 정향, 계피 등을 발효해서 만든다. 두반장 豆瓣醬 은 요즘 대중적으로 인기가 있는 소스로 슈퍼나 마트에서도 쉽게 살 수 있는데 누에콩 잠두, 대두, 붉은 고추, 마늘, 설탕을 섞어 발효시킨 것으로 마파두부 등 매콤한 맛이 나는 요리에 주로 쓰인다. 케첩 ketchup 은 말레이시아의 소스에서 유래되었다. 혹자는 중국 광동 지방의 발효소스인 어염수 생선 액젓과 비슷 'kechap'에서 케첩이란 말이 유래되었다고도 한다. 케첩의 유래가 어떻든 처음에는 생선 액젓과 비슷한 소스였는데, 서양에 전해지게 되면서 토마토가 들어간 소스를 말하게 되었다. 토마토케첩은 미국에서 1727년 『완벽한 주부』라는 책에 처음 소개되었으며 85년 뒤엔 제임스 미시란 사람이 토마토를 사용한 케첩조리법을 소개하였다. 1830년대에 동부 뉴잉글랜드의 한 농부가 케첩을 제조하기 시작한 이래 현재까지 100여 개의 케첩 회사들이 미국에 생겨나게 되었다. 하지만 1872년 하인즈가 필라델피아에서 발표한 것이 케첩의 표준이 되었다고 한다.

모든 소스의 유래를 다 살펴본 것은 아니지만, 우리에게도 친숙한 우스터소스, 두반장, 케첩 등이 동양의 발효소스에서 아이디어를 얻었다는 사실은 매우 고무적이다. 요즘에는 다양한 채널에서 다양한 지구촌의 음식들이 소개되고 있지만, 여전히 많은 사람들은 '새로운 맛' '이민족의 맛 ethnic'에 열광한다. 우리가 된장, 간장, 고추장을 활용한 소스를 개발하지 못한다면 중국이나 일본과 같은 이웃나라나 세계의 다른 나라 사람들이 우리 것과 비슷한 맛과 이름의 소스를 앞서 개발하게 될지 모를 일이다.

우리가 만든 자장소스

우리도 다른 나라의 소스를 활용해서 우리 것으로 한 예가 있으니 바로 자장이다. 자장은 중국의 춘장을 기원으로 한 것이지만 오래전에 토착화된 우리 소스다. 우리나라가 콩 100%로만 메주장을 담근다면, 중국에서는 일찍부터 콩과 밀가루, 조, 보리 등을 섞어 장을 담갔다. 이것은 콩을 아껴 먹기 위한 것일 수도 있고 중국 남부의 기온이 높고 습해 우리처럼 메주만으로 담그는 것이 어려웠기 때문인지도 모른다. 어느 때부터

인지 발효되는 시간을 줄이기 위해 캐러멜을 넣게 되었고, 이것이 우리가 아는 자장면이 되었다. 자장면은 양파, 당근, 고기, 춘장을 기름에 볶아 면 위에 부어 먹는다. 기름에 춘장을 볶으면 춘장의 떫은맛은 없어지고 감칠맛이 살아 있는, 우리가 잊지 못하는 그 자장이 된다.

글로벌소스를 목표로

된장, 간장, 고추장은 원형 그대로도 훌륭하지만 동서양의 모든 문화가 크로스 오버 되는 시대에는 가끔은 오리지널을 뛰어넘는 '획기적인 발명'이 요구되고 있다. 된장을 이용한 '야채샐러드용 드레싱'이나, 간장을 이용한 '고기 전용소스', '생선 전용소스' 등의 개발도 필요하다. 또 '비빔밥 전용 고추장 소스'의 상품화도 필요하다. 된장, 간장, 고추장은 누구나 맘대로 이용할 수 있는 오픈소스 Open sauce 다. 오픈소스 Open sauce는 '원소스 멀티유즈 One source Multiuse OSMU', 즉 하나의 소재로 다양하게 사용될 수 있는 것이 특징이다. 젊은이들이여, 그대들의 톡톡 튀는 감성과 아이디어로 세계인의 입맛을 사로잡을 '소스'를 개발하라!

된장소스를 이용한 볶음밥 (2인용)

재료: 된장 2큰술, 두부 반모, 녹말가루 적당량, 쇠고기 70g, 풋고추 2개, 붉은 고추 1개, 식용유 2큰술, 참기름 1큰술, 물 1컵, 설탕 조금, 물녹말(녹말가루 1큰술, 물 2큰술)

미리 준비하기

1. 고슬고슬하게 밥을 준비하고,
2. 두부는 수분을 빼고 작은 주사위 모양으로 썰어 녹말가루를 묻혀 기름에 튀겨낸다.
3. 쇠고기는 곱게 다져 약간의 소금, 후추, 참기름으로 밑간을 해놓는다.
4. 청홍 고추는 속을 털어내고 잘게 썰어 살짝 볶아 놓는다.

조리방법

1. 팬에 기름을 두르고 쇠고기를 볶는다.
2. **된장소스를 만든다**–물 1컵을 붓고 된장 2큰술을 망에 걸러 풀어 끓인다. 약 5분 정도 끓인 다음(기호에 따라 설탕 조금) 물녹말을 조금씩 넣으면서 농도를 조절한다.
3. 팬에 기름을 두르고 밥을 볶은 다음 볶아놓은 고추를 섞는다.
4. 접시에 볶은 밥을 담고 튀겨놓은 두부를 옆은 다음 된장소스를 끼얹어 먹는다.

- 된장소스에 양파, 올리브, 파, 마늘, 생강, 설탕, 식초, 과일 등을 다양하게 넣을 수 있다.
- 된장소스에 마요네즈를 섞어 야채샐러드, 쌈장으로 이용할 수 있다.
- 된장소스에 고추장과 생강즙을 섞으면 생선이나 돼지갈비 소스로 이용할 수 있다.
- 된장소스에 두반장과 청주를 섞어 제육볶음, 버섯구이, 마파두부 만들 때 이용한다.

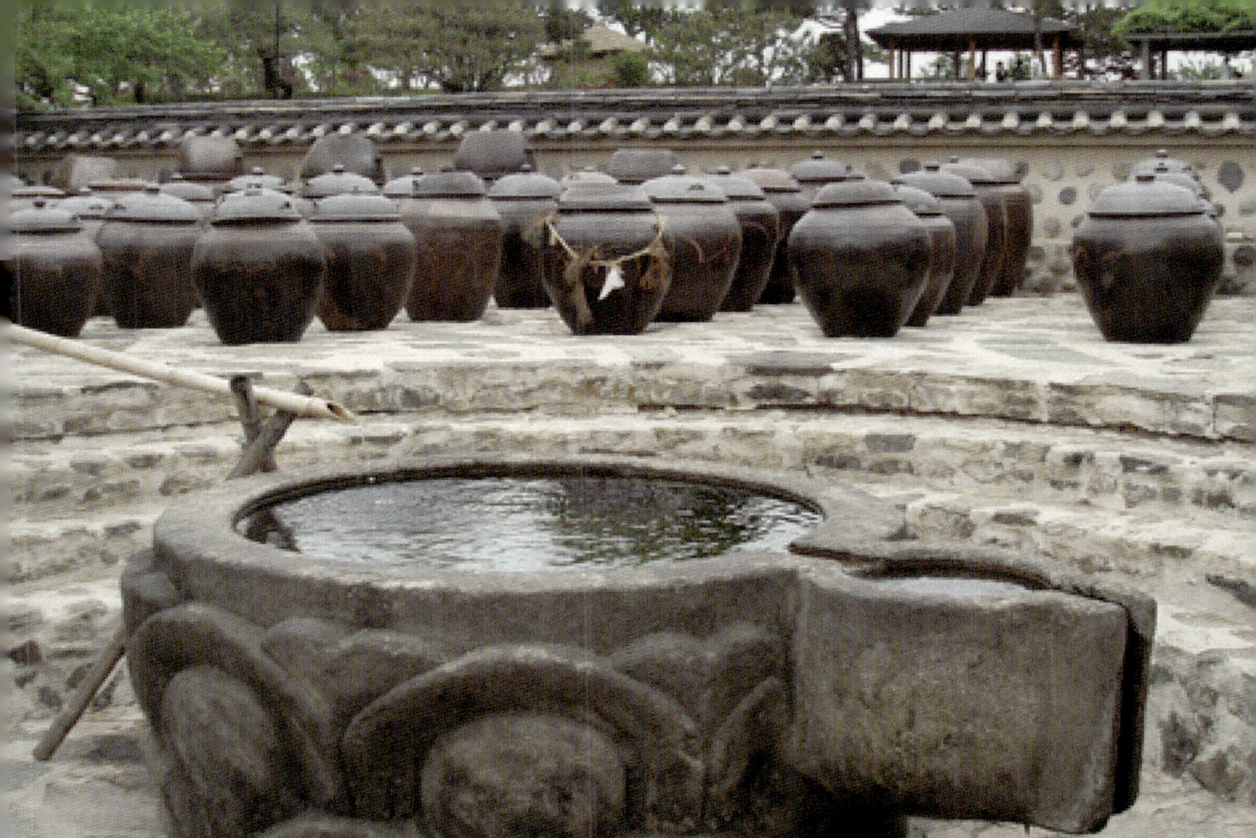

경기도 안성 '서일농원'의 우물과 장독대

4장

된장문화시대

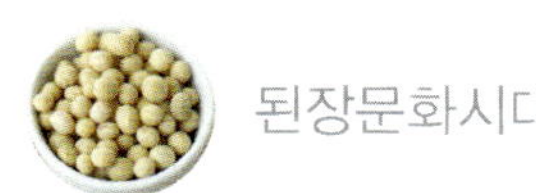 된장문화시대

비록 앞마당의 장독대는 사라졌지만 새로운 거주지가 된 아파트 베란다에서 장을 담그는 사람들이 생겨나고 있다. 장을 만드는 미생물은 우리가 숨 쉬고 살아가는 이 땅에서 함께 살아가고 있는 존재들이다. 미생물이 있고 콩이 있고, 그리고 그것을 이용할 줄 아는 한국인이 있는 한, 우리 된장의 미래는 여전히 밝을 것으로 보인다.

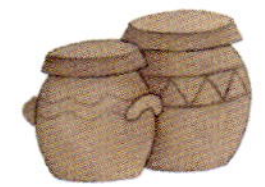

전통장의 가치

　지금으로부터 십여 년 전쯤, 일본 후쿠오카의 어느 슈퍼마켓에 들렀을 때의 일이다. 진열대에 놓여 있는 인스턴트 라면을 구경하느라 바닥을 청소하는 기계가 구두 코끝을 스쳐지나가는 줄도 몰랐던 아찔한 순간이 있었다. 내가 그렇게 눈 빠지게 쳐다보고 있었던 것은 별별 된장수프를 넣은 인스턴트 라면들이었다. 회사도 다르고 포장도 달랐다. 컵도 있고 사발형태도 있고… 갖가지 부재료가 들어 있는 라면들을 시골의 조그만 슈퍼마켓에서 10가지나 볼 수 있다니! 그때 사왔던 된장라면들은 시식한다는 핑계로 하나둘씩 먹어 버렸는데 어떤 라면은 너무 맛이 없어서 말 그대로 시식에 그친 경우도 있었다.

　우리말 중에 '된장 같은 사람', '뚝배기 같은 사람'이라고 하면 변함없이 믿음직한 사람을 가리킬 때 쓴다. 일본에서도 남자를 표현할 때 '미소 같은 사람'이라고 하면 곰처럼 우직한 남자를 가리킨다. 세계적인 야구선수 박찬호가 재일교포 출신의 아내와 결혼을 발표했을 때, 그녀는 박 선수를 가리켜 '미소 같은 사람'이라고 하였다.

된장과 미소의 차이

　우리 된장과 일본된장의 차이는 원료에서부터 시작된다. 우리 장의 가장 중요한 특징은 주로 콩으로만 담근다는 점이다. 반면 일본은 콩을 기본으로 하지만 쌀과 밀, 보리 등 다양한 곡물을 섞는다. 우리는 메주를 이용하는 반면 일본은 배양된 코지균을 섞는다. 코지 Koji 의 어원이 무엇일까 늘 궁금하던 차에, 얼마 전에야 비로소 '어리다', '두 번째'라는 뜻을 가졌다는 것을 알게 되었다. 코지는 말하자면 자연 발생적으로 생기는 오리지널균에서 얻은 '선발 배양균'이라는 의미가 아닌가 한다.

　처음 미소가 만들어졌을 때는 지금의 우리 장처럼 콩만을 가지고 담그기도 했지만 일본의 기후가 덥고 습기가 많아 자연 발효가 잘 되지 않았기에 쌀이나 밀누룩을 이용하여 빨리 장을 담게 되었을 것이다. 일본된장을 만드는 방법은 쌀, 보리 등에 미리 코지균을 길러 이를 삶은 콩과 섞어 만드는 것인데 현재 우리나라 공장에서 만드는 장류업체들은 모두 일본식 장을 제조한다고 볼 수 있다.

토막상식

된장의 적산온도

한 작물이 완성되기까지에는 식물의 적산온도라는 개념이 존재한다. 예들 들어 감자의 적산온도는 1,000℃, 보리의 적산온도는 1,600℃, 벼의 적산온도는 2,500~4,500℃다. 이 개념을 된장에 적용시켜 보려고 한다. 얼마나 오랜 시간이 쌓여야 된장이 되는 걸까. 우리나라의 평균온도를 20℃라고 했을 때 20℃×365일=7,300℃. 이것이 1년 숙성 된장이고 2년 숙성했다고 하면 14,600℃가 된다. 가뿐하게 1만 시간이 넘는다. 여기에 콩의 적산온도와 (간수 뺀)천일염의 적산온도 등을 더하면 된장이 되기까지 무수한 시간의 결정체들이 녹아 있는 것을 알 수 있다.

일본이 고구려 장을 모방해서 미소를 만들었지만 근대에는 반대로 우리나라의 장醬 공장들이 코지균을 이용하는 일본된장을 모방하고 있는 것이 현실이다. 교토의 동대사란 절에는 정창원이란 부속건물이 있는데 거기에는 일본된장 미소가 고구려장을 원류로 했다는 문서도 있다고 한다. 소위 말하는 공장된장은 코지균을 이용하지만 우리 전통된장은 자연의 복합균을 이용해 장을 담근다. 공장식 된장은 배양균을 이용하므로 표준화가 쉽고 위생적이고 대량으로 만들 수 있다는 장점이 있다. 탄면 자연의 복합균으로 만든 된장에는 각종 기능물질이 많이 들어 있는 것이 장점이다.

알메주로 만든 된장

요즘 우리나라에는 소위 알메주 개량메주를 이용한 된장 담그기가 성행하고 있다. 알메주란 미리 콩을 삶아 코지균을 분사해서 미리 띄워놓은 것으로 메주가 덩어리인 데 반해 알메주는 콩알 하나하나에 곰팡이균이 덮여 있는 모양을 하고 있다. 알메주로 장을 담그는 것은 공장식 장을 만드는 방법과 매한가지지만 다른 게 있다면 항아리에서 숙성을 시킨다는 점이다. 이는 공장식과 재래식의 절충이라고 할 수 있다. 그러고 보면 항아리에서 숙성한다고 무조건 전통된장이 아닐 수도 있다는 말이 된다.

메주를 띄우는 대신 알메주를 이용한다면 메주를 만드는 번거로움은 대폭 줄어들겠지만, 과연 이것을 전통된장이라고 할 수 있는지 논의가 있어야 될 것으로 보인다. 차후에 전통장의 인증방법이 구체화된다면 알메주를 이용한 된장인지, 메주를 이용한 된장인지에 대한 구별도 당연히 있어야 될 것으로 보인다.

답답하게 생각되는 것은 세계 사람들은 일본된장은 알지만 한국된장은 모른다는 점이다. 설사 한국된장을 알고 있다 치더라도 그 차이를 정확하게 아는 사람들은 거의 없다 해도 과언이 아닐 것이다. 우리나라에도 공장된장이 있고 더구나 몸에 좋은 전통된장이 많이 있는데도 일본된장의 수입이 급격히 늘어나고 있는 것을 보면 우리나라 주부들이 도대체 어떤 기준을 갖고 된장과 간장을 선택하는지 궁금할 때가 있다. 우리 된장은 자연식품이며, 수제명품이며, 건강식품이다. 된장을 만드는 원료와 만드는 방법 그리고 기능 차이를 충분히 알고도 일본된장을 선택한다면 할 말은 없다. 전통된장을 먹는 가장 확실한 이유는 우리 몸에 더 좋기 때문이다. 또한 된장을 지키자는 것은 단순히 전통이기 때문이 아니라 가치 있는 전통이기에 지키자는 것이다.

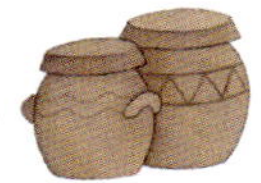

밥상에서 간장이 사라졌다

　돌아가신 친정아버지는 밥상을 받으면 무조건 국에 간장을 한 숟가락씩 넣곤 해서 엄마의 잔소리를 듣곤 하셨다. 요즘이야 짠맛을 '공공의 적'으로 생각하는 사회 분위기 때문인지 밥상 위에 간장 종지를 올려놓는 일은 드문 것 같다. 하지만 80년대까지만 해도 우리의 밥상 한가운데는 간장이 차지하는 것이 보통이었다. 이는 5첩 반상, 7첩 반상 등 양반댁의 격식 있는 밥상은 물론 임금님의 수라상에서도 마찬가지였다.

　간장은 간을 맞추는 역할이 있다. 하지만 우리 밥상에서 오므라이스나 돈가스 등을 먹게 되면서 간을 보는 역할은 마요네즈, 케첩, 소금 등으로 바뀌게 되었다. 내가 인터넷상에서 된장가게를 할 때 보면 많은 젊은 주부들은 '국간장이 무엇에 쓰는 재료인지' 모르는 경우도 많았다. 또한 일본식의 공장간장이 대대적으로 홍보되면서 우리 부모님들이 먹었던 조선간장의 입지는 점점 줄어들게 되었다. 그런데 조금만 관심을 갖고 우리 밥상을 살펴보면 아무리 소금이 있고 왜간장이 있어도 전통간장의 용도는 변함이 없다는 것을 알게 된다. 우리 전통 간장은 미역국의 간을 맞출 때나 각종 찌개의 밑간으로도 필요하고 무엇보다 나물 무칠 때 없어서는 안 되는 조미료다. 간장은 음식의 간도 맞추지만 맛난 맛을 내는 조미료의 역할, 또 부족한 단백질을 보충하는 역할도 있다. 여기서는 다른 음식의 소화를 돕는 효소식품으로의 역할을 강조해 보고자 한다.

효소식품이 대세

집에서 보면 국간장을 담아 놓는 병 주둥이 쪽이 늘 지저분해지는 것을 볼 수 있다. 또 먹다 남은 국간장에 비닐 랩을 씌워 놓으면 랩 바깥으로 간장이 스며 나오는 것도 알 수 있다. 공장간장, 즉 왜간장은 실수로 흘리면 모를까, 시간이 지나도 처음에 담겨 있는 채로 그대로 있게 된다. 이것이 바로 효소의 존재유무를 눈으로 확인하는 현상이라고 생각한다. 물론 공장간장을 만들 때는 탈지대두나 밀의 분해를 위해 효소를 외부에서 넣어주기도 하지만 최종 제품을 만들 때는 제품의 안정성을 위해 살균과정이 필수적이기 때문에 공장간장은 효소식품이 아니다. 공장간장은 단백질이 많이 들어 있기에 이것이 소화되려면 오히려 체내의 효소를 더 소모해야 하는 식품으로 보인다. 집에서 간장을 만들 때는 대개 불순물도 제거하고 또 관리도 쉽게 하기 위해 간장을 달이게 된다. 간장을 달일 때는 살짝 열을 가하는 정도가 아니라 1시간 정도 팔팔 끓이게 된다. 이럴 때 당연히 간장 속에 들어 있던 효소도 사라지게 될 터이다. 그런데 굳이 이렇게 만든 집간장을 효소식품이라고 주장하는 이유는 무엇일까.

한동안은 비타민과 미네랄 제품이, 이어서는 글루코사민과 오메가3 제품이 유행했다면 최근 건강기능성 식품의 대세는 효소식품인 것 같다. 주부들이 여럿 모이는 곳에서는 꼭 누군가 한 명은 산야초 효소를 먹고 살을 뺐다는 얘기나 디톡스 해독 요법을 꺼내곤 한다. 그럴 때 등장하는 것이 효소식품이다. 우리 몸에 작용하는 효소는 크게보면 내부에서 만들어지는 소화효소가 있고 또 하나는 식품으로 먹는 효소가 있다.

일부 과학자들은 '유전자 효소설'에 입각하여 원래 인간의 수명은 120살까지 살 수 있도록 설계되어 있다고 한다. 하지만 인간이 천수를 누리지 못하고 죽는 이유는 우리 몸게 한정되어 있는 효소를 빨리 고갈시키기 때문이라는 것이다. 즉 불에 익힌 음식을 먹게 되면서 그 음식을 소화시키기 위해서 많은 효소가 낭비되고 있다는 것이다. 하지만 효소가 풍부한 음식, 즉 과일, 생식 그리고 발효식품을 적절하게 먹는다면 상당량의 효소를 절약할 수 있게 될 것이다.

만능 효소식품

오랜만에 친구들 모임에 나갔다가 음식을 잔뜩 먹어 속이 불편할 때, 생각해야 할 것은 바로 찬장 깊이 넣어 두었던 조선간장이다. 간장을 한 숟가락 물에 타서 먹으면 채 5분도 안 되어 속이 편해진다. 이는 탄수화물이나 기름진 음식을 먹었을 때도 마찬가지로 효과가 있다.

최근에 들은 얘기인데 미국에서 판매되는 효소제품은 주로 단백질분해효소라고 한다. 하지만 우리나라에서 판매되는 효소제품은 탄수화물 분해효소와 섬유질 분해효소가 많다고 한다. 이는 미국 사람들이 여전히 고기 위주의 식사를 한다는 뜻이고, 또 여전히 우리나라 사람들은 탄수화물 위주로 식사를 한다는 뜻이다.

그러면 간장은 단백질분해효소식품일까 탄수화물분해효소식품일까? 사실 된장이나 간장은 음식의 종류에 상관없이 먹을 수 있는 전천후 효소식품이다. 그 이유는 콩의 성분에 있다. 아시다시피 콩에는 단백질이 40%, 탄수화물이 25%, 지질이 20%, 섬유질이 5% 정도 들어 있다. 콩으로 장을 만든다는 것은 자연의 미생물이 콩을 분해해 인간이 소화되기 쉬운 영양소로 만드는 일이다. 미생물들은 콩에 있는 여러 영양소들을 분해하는 과정에 다양한 효소들을 분비한다. 그러므로 콩의 최종 산물인 된장이나 간장에는 단백질분해효소, 탄수화물 분해효소, 지질분해효소, 섬유소 분해효소 등이 잔뜩 들어 있다.

조선간장의 비밀

효소는 단백질의 일종으로 온도가 섭씨 70도가 되면 완전히 활성을 잃어버리는데 간장을 효소식품이라고 하는 이유는 무엇일까? 간장을 먹고 나면 정말 속이 편해질까? 답은 바로 메주를 만들 때 이용하는 고초균에 있다. 우리나라 전통간장이나 된장에 있는 특유의 향이나 냄새는 바로 고초균이 분비하는 독특한 효소에서 기인한다고 한다. 집간장을 일단 달이게 되면 간장에 많이 있던 효소도 사멸한다. 하지만 여기에 반전의 묘미가 있다. 고초균은 포자를 형성하여 어떤 열악한 환경에서도 살아남는다는 사실! 적절한 환경이 되면 죽은 듯이 보였던 효소가 포자에서 깨어나 다시 효소를 분비하게 되는 것이다.

물론 효소식품으로서 발효식품을 잘 이용하기 위해서는 끓여 먹는 것보다 '생된장'을 그냥 먹거나 '간장으로 무친 나물반찬' 등으로 먹게 되면 더 많은 효소를 먹을 수 있다. 하지만 우리가 오랫동안 먹어왔던 미역국이나 된장찌개를 포기할 필요는 없다는 생각이다. 바로 위에서 살펴본 바와 같이 장에 관여하는 고초균은 열에도 잘 견디는 슈퍼균이니 말이다. 간장을 효소 식품으로 격상시키려면 우리 아버지, 할아버지 때처럼 간장의 위치는 밥상의 가운데 자리가 되어야 한다. 조리된 음식은 간을 약간 싱겁게 하고, 마지막 간은 밥상 위에 있는 간장을 이용한다면 제일 좋지 않을까. 마지막 간은 조선간장으로 하자.

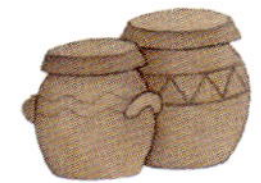

된장의 미래

지금으로부터 124년 전, 그것도 12년 동안 러시아의 장교들로 구성된 한 그룹이 우리나라를 탐험하고 돌아가 『내가 본 조선, 조선인』이란 책을 남겼다. 이 책에서는 "음식 준비는 언제나 여성들이 하고 남자나 아이들은 물과 땔감만을 준비한다. 또한 방의 천장에는 콩을 꾹꾹 눌러 만든 메주가 걸려 있는데 간장을 만들기 위해서라고 한다. 그렇게 해 두면 메주에 곰팡이가 피게 되는데, 그 냄새가 어찌나 퀴퀴한지 온 방에 진동하는 듯하였다."고 묘사한 장면이 있다. 우리 민족이 장을 잘 담근다는 말은 고구려시대부터 들어왔으니 알려진 것만 해도 근 2천 년은 되었다. 그러고 보면 우리의 핏속에는 콩과 장의 DNA가 흐른다는 말을 해도 자연스러울 정도다.

콩이 우리나라의 환경에 잘 맞는 농작물이라 해서 어느 날 갑자기 뚝 떨어진 것은 아니었을 것이다. "아일랜드의 대기근"에서 보면 사람들이 감자 잎 마름병이 심해지면서 감자농사를 망치게 되자, 많은 사람들이 굶어 죽거나 아메리카로 대거 이주하는 사건이 일어나게 된다. 19세기 말이니, 아주 먼 옛날이야기도 아니다. 지금으로부터 백여 년 전에 벌어진

아일랜드 민족의 대이동을 보면 바이칼호수에서 기원했다는 동이족이 한반도까지 오게 된 것도 혹 식량과 관계 있지 않나 하는 생각을 해 보게 된다. 동이족은 어떤 이유로 한반도에 정착하고 어떻게 콩을 먹게 되었는지 모르지만 야생 콩을 발견한 것, 야생 콩을 길들여 재배 콩으로 만든 것, 또 콩으로 장을 만들어 먹은 것을 보면 우리가 콩을 하나의 문화유산으로 갖게 되기까지 우리 조상들은 얼마나 척박한 환경과 싸워왔는지 짐작해 볼 수 있다.

조선인들의 체격

『스웨덴 기자 아손, 100년 전 한국을 걷다』란 책을 보면 "일본에서는 내가 다른 사람들보다 머리 하나 정도가 더 컸으나 여기서는 그렇지 않았다. 사람들은 키가 컸고 체격이 우람했으며 이미 주지한 바와 같이 그들의 자유롭고 품위 있는 태도는 실제보다 그들을 더 커 보이게 하는 것 같았다."라는 말이 있다. 1900년대의 한국인들이 체격이 크고 행동에 절제가 있고 우아했다는 등과 비슷한 표현은 이사벨라 버드 비숍 여사가 쓴 『은자의 나라 한국』에도 나오고 영국의 여류 화가가 쓴 『엘리자베스 키스의 코리아』에서도 찾아볼 수 있다. 이것을 두고 "그래 우리가 이웃 나라 사람들보다 체격이 좋아…"라고 단순하게만 생각할 일은 아닌 것 같다. 나는 그러한 이유를 우리의 먹을거리, 그 중에서도 콩과 관련이 있지 않을까 생각을 해본다.

나의 콩 사랑이 지극해서 그런 생각을 해보는 것만은 아니다. 단적으로 생각해 보면, 우리 조상들의 체격이 다른 동양인들에 비해 좋았던 것은 오랫동안 질 좋은 단백질을 많이 섭취했고 그것이 유전자에 각인되어 왔기 때문이 아닐까. 한반도의 70%가 산악지대였으므로 우리가 서양처럼 고기를 많이 섭취할 수는 없었다. 단주 일대에 살았을 때는 어땠을지 모르지만 한반도에 정착하고부터는 소나 양을 먹이는 낙농은 불가능해졌을 것이다. 조선을 찾은 러시아인들이 놀랐던 것은 소는 많은데 우유를 짜 먹는 습관이 없고 고기도 잘 먹지 않는다는 것이었다. 나이가 들어 더 이상 일하지 못하는 소는 러시아에 팔았다고 할 정도니 우리 조상들이 그다지 고기에 연연하지 않았다는 것을 짐작할 수 있다. 그때 조선인들이 고기를 먹지 않아도 체격을 좋게 유지할 수 있었던 것은 짐작하다시피 콩에서 많은 단백질을 섭취하고 있었기 때문일 것이다. 좋은 체격과 체력을 유지하려면 균형 잡힌 영양음식의 섭취는 필스적이다. 그 중에서도 '가장 중요한 것'이라는 어원을 가지고 있는 단백질의 공급은 두말할 필요가 없다. 바로 고기를 대신하는 콩이 있었기 때문에 우리 민족은 장구한 역사를 이어올 수 있었다는 생각이 든다.

전통장의 과학

　먹을거리가 다양해진 현대에서 전통장은 어떤 의미가 있는지 알아보자. 1969년 한국인들이 먹는 메주에 곰팡이독인 아플라톡신이 있다는 미국 타임지의 보도는 우리나라 사람들을 당황시키기에 충분했다. 지금 생각하면 메주에 곰팡이독이 있다는 것은 얼마든지 그럴 수 있는 일이고 우리가 진짜 먹는 것은 메주가 아니라 된장이라고 얼마든지 설명할 수 있지만 당시 우리나라에는 이를 반박할 인력과 능력이 없었던 것 같다. 그래서 그랬던 것일까. 때마침 주거환경이 아파트로 옮겨지게 되자 자연히 전통장은 찬밥신세가 되어 갔고, 더구나 대량 생산체재를 갖춘 공장간장의 달콤한 광고가 울려 퍼지면서 전통장은 그야말로 추억의 먹을거리가 될 판이었다. 하지만 외국에서 공부를 하고 돌아온 몇몇 학자들은 '전통장의 과학'을 하나둘 입증하기 시작했다. "전통장을 담글 때 메주의 곰팡이는 털어내고 씻어 햇볕에 말린다. 전통장이 숙성되면서 곰팡이독은 완전히 없어지고 오히려 시간이 갈수록 항암작용을 하는 물질들이 많이 생겨난다" 등의 발표가 이어졌던 것이다. '묵은 장이 맛있다'는 속설을 증명이라도 하듯 장이 오래될수록 항암효과가 많다는 것도 과학으로 증명되기 시작하였다.

농장 된장시대

전통된장은 항암효과뿐만 아니라 간 기능의 회복과 간 해독에도 효과가 큰 것으로 보고되었다. 이런 효과는 된장을 끓인 경우에도 여전한 것으로 나타났다. 쥐를 암에 걸리도록 한 후 된장을 먹인 결과 된장을 먹이지 않은 쥐보다 암조직의 무게가 약 80%나 감소하였다는 보고도 있다. 현재 콩과 된장에 대한 논문만 해도 수백 편이 있고, 이제 된장이 몸에 좋다는 것을 모르는 한국인들은 없게 되었다. 우리 전통장은 현대화 과정에서 큰 위기를 맞기도 했지만, 우리 장의 과학성을 스스로 증명해 보였다. 한편 1970년대부터 '집된장'은 사라지고 많은 수의 항아리를 두고 전통된장을 업으로 하는 농장형 된장업체들이 생겨나게 되었다.

된장 르네상스

　때때로 나는 앞으로 어떤 세월이 와도 '우리 된장은 여전할 것인가'에 대해 자문해 본다. 사실 얼마 전까지만 해도 세계화의 영향으로 우리 음식의 존재감은 서양음식의 뒤편에서 작아지는 듯해 보였다. 하지만 서구의 패스트푸드에 대한 반작용으로 슬로푸드에 대한 관심과 함께 사스의 만연, 광우병 쇠고기 파문 등으로 '면역식품' '웰빙식품'인 된장의 가치가 새롭게 조명되고 있는 것은 여간 반가운 일이 아니다. 비록 앞마당의 장독대는 사라졌지만 새로운 거주지가 된 아파트 베란다에서도 보란듯이 장을 담그는 사람들이 늘어나고 있다. 장을 만드는 미생물은 우리가 숨쉬고 살아가는 이 땅에서 함께 살아가고 있는 존재다. 미생물이 있고 콩이 있고, 그리고 그것을 이용할 줄 아는 한국인이 있는 한, 우리 된장의 미래는 여전히 밝을 것으로 보인다.

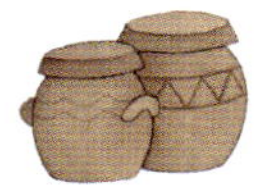

콩나물시루와 정어리 통조림

　나는 지금까지 이 책을 통해 콩의 영양, 콩과 우리 민족과의 관계 등을 계속 이야기해왔다. 그렇다면 우리에게 콩이 어떻게 자리잡아 왔을까. 이는 우리가 주로 하는 말이나 속담 중에 남아 있을 것이다. 그런 예를 찾아보려고 한다.

　우리는 뭔가 사물이 빽빽하거나 복잡할 때 "콩나물시루 같다."라는 말을 하는데 서구에서는 "정어리통조림 같다."는 말을 쓴다고 한다.

　"버스가 콩나물시루처럼 복잡하다."는 말을 영어로 하면 "The bus is packed like sardine."이다. 짐작하다시피 이런 관용구가 생기게 된 것은 사람들이 늘 콩나물이나 정어리를 가까이에 두고 생활했었음을 의미한다. 우리나라 사람들은 버스처럼 밀집된 곳에 있을 때 빼곡히 들어찬 콩나물시루를 상상하지, 정어리가 포개져 있는 것을 상상하지는 않는다. 콩나물은 식물성 식품이고 정어리는 동물성 식품이다. 이처럼 각각 식물성과 동물성 식품으로 인식하는 것, 이런 것이 바로 동서양을 대표하는 식문화의 배경이 아닐까 한다.

콩깍지가 씌웠다

누군가를 맹목적으로 사랑할 때나 앞뒤 재지 않고 일을 추진할 때 "눈에 콩깍지가 쓰였다."라는 말을 한다. 하지만 언제부터 이 말을 썼는지, 왜 그런 말을 썼는지 자세히 알 수는 없다. 콩을 까고 난, 콩깍지는 버리는 게 아니라 소에게는 훌륭한 먹이가 된다. 콩깍지를 여물통에 다 쏟아 붓기도 전에 소가 머리를 들이대면 눈에 콩깍지가 덮일 수밖에 없다. 그래서 앞뒤 재보지 않고 무엇에 홀릴 때는 콩깍지에 쓰였다고 하는 것이 아닐까 하는 재미난 상상을 해 본다.

서양에서도 콩은 좋은 의미

서양에도 콩과 관련된 표현이 있다. 'Spill the beans'이라고 하면 '솔직히 말해'라는 뜻이고 'full of beans'이라고 하면 '에너지가 넘치는'이다. 'I know beans'라고 말하면 '어떤 것을 잘 알고 있다'는 뜻이다. 'Every bean has its black' 이것은 '사람은 누구에게나 결점이 있다'란 말이다. 정말 흥미롭지 않은가. 이것을 종합해 보면 콩의 의미는 '진실', '생명', '지식' 또 '사람'이란 뜻으로 해석되는 것을 알 수 있다. 반면 'I have beef with~'라고 하면 '문제가 있다'라는 뜻이다. 쇠고기를 가지고 있는 것이 문제다? 물론 'beef'는 '근력'이란 뜻도 있지만 'beef to the heels' 하면 '너무 살쪘다'는 말이 되고, 'beefs'가 되면 '불평'이란 뜻이 된다. 그들 역시 고기를 너무 많이 먹으면 몸에 좋지 않다는 것을 아주 오래전부터 알고 있었던 것 같다.

서양에서 ‘bean’은 콩을 말하지만 이보다 더 포괄적으로 쓰이는 것이 ‘legume’이다. 로마에서는 ‘씨앗이 깍지 속에 들어 있고 죽이나 퓌레를 만들어 먹을 수 있는 모든 것은 레귬 legume 또는 레구멘 legumen ’이라고 하였다. ‘레구멘’은 동사로 쓰이기도 하는데 ‘모으다’ ‘채취하다’ ‘선택하다’ 의 뜻이다. 땅에서 얻은 최초의 열매였던 콩은 동서양을 막론하고 풍성한 땅의 축복으로 여겼던 것이다.

야생콩의 흔적

지금은 ‘두 豆 ’로 통일되었지만, 콩의 옛 글자는 ‘숙 菽 ’이다. ‘菽’은 아주 원초적인 상형글자로 손으로 콩을 따는 형상을 나타내고 있다. 왼쪽 아래에 있는 부수는 덩굴 上 에 달려 있는 콩 小 을 의미하고 오른쪽에는 손 又 이 있는 모양이다. 언제부터인지 ‘숙 叔 ’은 아버지의 형제를 일컫는 ‘아재비’로 가차되었고, 콩이란 뜻을 명확히 하기 위해 풀초를 첨가한 ‘숙 菽 ’이 되었다고 한다.

동양의 ‘菽’이나 서양의 ‘legume’은 인간이 경작하지 않고 땅에서 채취했을 때의 콩이다. 콩은 이렇게 저절로 자라나는 야생콩을 조상으로 해서 오랜 세월 자연 육종법을 거쳐 지금의 재배콩이 되었을 것이다. 지금 우리가 먹고 있는 많은 농산물들은 거의 동양이 원산지라고 한다. 쌀, 보리, 콩은 물론 밀조차 중앙아시아가 원산지이다. 감자나 고구마 등처럼 아메리카가 원산지인 것도 있지만 전체적인 농작물로 보면 동양이 원산지인 경우가 훨씬 많다고 한다.

서구에서는 대두의 원산지를 중국이라고 하고 좀 상세한 설명을 하는 경우에는 중국의 동북부, 즉 만주라고 하는데 우리로서는 상당히 억울한 측면이 있다. 영어로 되어 있는 문건 중에서 한반도가 콩의 원산지에 포함되어 있는 경우는 거의 없을 정도다. 현재의 국경선 때문에 만주와 함께 한반도가 콩의 원산지로 거론되지 않는 것은 불합리한 일이 아닐 수 없다. 콩은 태생적으로나 역사적, 정서적으로 우리 민족과는 떼려야 뗄 수 없는 작물인데 말이다.

콩 한 쪽도 나눠 먹는다

"콩 한 쪽도 나눠 먹는다."는 말은 우리 민족의 정서적 특징을 잘 나타내준다고 생각한다. 아무리 작은 크기의 콩이라도 나눌 것이 있다는 말인지, 아니면 콩의 중요성을 두루뭉실하게 언급한 것인지는 잘 모른다. 그것은 현재 우리 인사말이 된 "식사하셨어요?"란 말이 생긴 배경과 비슷하지 않을까. 중요한 것은 콩 속담이나 인사말 속에 내가 배가 고프면 상대방도 배가 고플 것이라는 역지사지 易地思之의 마음이 깔려있다는 점이다. 한 조사에 따르면 '서양 사람들이 생각하는 가장 아름다운 한국말'이 "밥은 먹었니?", "식사하셨어요?"라는 말이라고 한다. 타인을 배려하는 말은 누구에게나 아름답게 생각되는 모양이다.

콩 세 알

'콩 세 알'은 어느 두부업체가 광고에 이용하면서 더 유명해진 말이다. 옛날 우리 조상들은 콩을 심을 때 한 구덩이에 콩 세 알씩 심었다고 한다. 그 이유는 한 알은 벌레나 새가 먹으라고, 한 알은 이웃과 나눠 먹기 위해 나머지 한 알은 심은 사람이 먹기 위해서라고 한다. 실제는 콩 싹이 나지 않을까 염려해서 그런 것일 수 있지만 다른 농산물과 달리 유독 콩과 관련해서 이런 나눔의 마음이 강조되고 있다. 정말 콩을 심어 보니 어느 곳에서는 세 알 모두 나는 곳도 있었지만 전혀 싹이 나지 않는 곳도 있었다. 농부이자 시인인 전홍준 님은 그의 시, 「콩 세 알」에서 농부의 마음을 이렇게 표현했다.

"콩 세 알을 파종하는 농부가 있었다/한 알은 나르는 새에게/한 알은 땅속의 벌레에게/남은 한 알로/토담집 아랫목을 데울 때/저문 울 밖으로/허기의 깃 곧추세운 나그네가/다가선다/행여 우쭐할까/더욱 여미고/마음의 곳간으로 밀려오는/이 희열은 내가 누려도 될까요."

일찍부터 농사를 지었던 동양에서는 새나 벌레, 이웃에게까지 배려하는 아름다운 마음이 있었다. 밭이나 논두렁 어디에서든지 심어 놓았다가 가을이면 쉽게 거둘 수 있는 콩에 비해 고기는 생명체인 짐승으로부터 제한적으로 얻을 수밖에 없었기 때문에 "콩 한 쪽도 나눠먹는다."라는 나눔의 정서를 기대할 수 없었는지도 모른다. 이렇게 오랜 먹을거리의 차이는 곧 동서양의 문화적 차이가 되었다. 복잡한 버스 속에서 정어리 통조림이 아닌 콩나물시루를 생각하는 사람, 그 사람이 한국인이다.

다음은 콩에 괌심을 두기 시작한 이래 언제나 마음에 두고 있던 '된장의 시(時)'이다. 된장을 늘상 먹고 있는 우리에게는 충분히 공감되는 글이다.

된장의 詩

강세화

입맛도 오래 길들면
간살부리지 않아도
터놓고 끓는 소리로
간간이 다가오는 걸
장 뚝배기 속을 들여다보면
여린박(拍)으로 알 수 있다.

살면서 안 잊어지는
진득한 입맛을 놓치며
끓는 소리로 곁에 두고
씩둑꺽둑 하지 않고
만만하게
끼고 돌면서
저절로 길들어 버린
오래 된 입맛을
새록새록 되살려주고
생색도 안 내는 이에게
슬며시 고마운 표시를 낼 만도 하나
마음이 숭얼숭얼한 만치 되지 않으니

일상 하는 말로
뚝배기보다 장맛이더라고
이골난 뚝배기나 되려는 듯이
국으로 장맛을 챙기고만 있다.

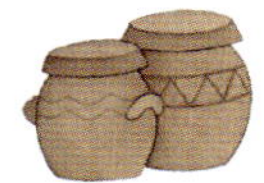

지상의 장독대, 지하의 까브

우리는 프랑스가 세계에서 가장 와인을 많이 생산하는 나라이자, 와인을 가장 많이 소비하는 나라로 알고 있다. 우리나라에 수입되는 4병 중 1병이 프랑스산이라고 하니 프랑스산 와인은 가히 와인의 대명사라 해도 과언이 아니다. 원래 프랑스 현지에서의 와인은 '주전자를 들고 막걸리를 사러 가던' 우리네처럼 서민적인 술이라지만, 일본을 거쳐 우리나라에 들어오면서 와인은 고급문화로 포장되었다고 한다.

와인과 된장

적절한 비유인지는 모르지만 적어도 와인과 우리 전통장은 3가지 공통점이 있다고 본다. 첫째는 둘 다 모두 발효식품이라는 점, 둘째는 각각 프랑스와 우리나라를 대표하는 먹을거리라는 점, 셋째는 장인에 의해 만들어진다는 점이다. 그런데 와인은 세계의 문화상품으로 널리 유통되고 있는 반면 우리 전통장은 아직 우리나라에서조차 고급상품으로서의 입지를 굳히지 못하고 있다.

장을 소스라고 본다면 천연발효인만큼 가장 비싼 소스라야 하고, 간을 맞추는 소금으로 본다면 가장 비싼 소금이 될 수밖에 없다. 또한 같은 장이라도 일본의 된장이나 우리나라에서 만드는 공장 된장을 비교해 보면 그 가치가 어디 와인에 비교될까 싶게 우리 전통장은 고급이다. 사실 와인은 대부분이 물이고 가치 있는 고형량은 2~3% 밖에 되지 않는다. 와인의 85%는 물이고, 13%는 알코올, 그 외가 비타민, 미네랄, 기능물질 등이다. 그러니 와인을 대단한 건강식품인 양 광고하는 것은 난센스다. 그저 술일 뿐이다. 반면 우리 된장은 수분이 55%이고, 소금이 18%인데 소금을 제외하고도 단백질, 섬유질, 기능물질 등 의미 있는 영양분이 27%나 된다. 와인과 된장! 식품으로서의 가치는 비교가 안 될 정도다.

옛날 서구에서는 감기에 걸리거나 몸이 아프면 따끈하게 데운 와인을 마셨다고 한다.

마찬가지로 우리나라에서도 벌에 쏘이거나 개에 물리면 장을 발랐을 만큼 민간에서 장醬은 식품인 동시에 약품이었다. 이렇게 와인이나 장이

민간 의약품 역할을 하기도 했지만 와인은 기호식품으로, 장은 쌀과 함께 먹어야 하는 주식으로 자리 잡았다. 하지만 먹을거리가 풍부해져서 그럴까, 필수식품인 장보다 기호식품인 와인의 가격이 훨씬 비싸니 말이다.

특히 프랑스산 와인의 경우, 빈티지가 오래될수록 수백만 원을 호가하는 경우도 비일비재하다. 와인의 경우 아무리 비싼 와인도 2명이 한두 잔 먹다 보면 금세 바닥이 난다.

된장 1kg이면 한 가족이 매일 된장찌개를 끓여 먹어도 꼬박 2달은 먹을 수 있다. 프랑스의 와인도 우리 전통장처럼 일일이 수작업에 의한 생산을 강조하고 있는데, 다른 유럽 나라들에 비해 프랑스의 와인이 값비싼 것은 아직도 전통방식으로 생산되는 곳이 많이 있고 제일 먼저 와인법을 만들어 그것을 원칙으로 지켰기 때문이라 생각한다. 나는 오래전부터 우리 전통장의 가치를 극대화하기 위해서는 프랑스 와인을 역할 모델로 삼아야 된다는 생각을 해 왔다.

바람의 음식

와인은 처음에는 오크통에서 숙성시키다가 시간이 지나면 새 오크통으로 바꿔주고 마침내 유리병에 넣고 장기 숙성을 시켜야 한다. 하지만 우리 장의 경우는 메주를 넣은 뒤 40일 만에 된장과 간장으로 분리한다. 된장은 된장대로 간장은 간장대로 담겨져 계속 그 항아리에서 숙성시킨다. 간장의 경우에는 수분이 증발되면 묵은 간장에 햇간장을 붓는 방식으로 몇 년이고 몇 십 년이고 보관이 가능하다. 와인이 '새 술은 새 부대에' 담기는 방식이라면 간장은 지속적으로 '묵은 장에 햇장을 보충하는'

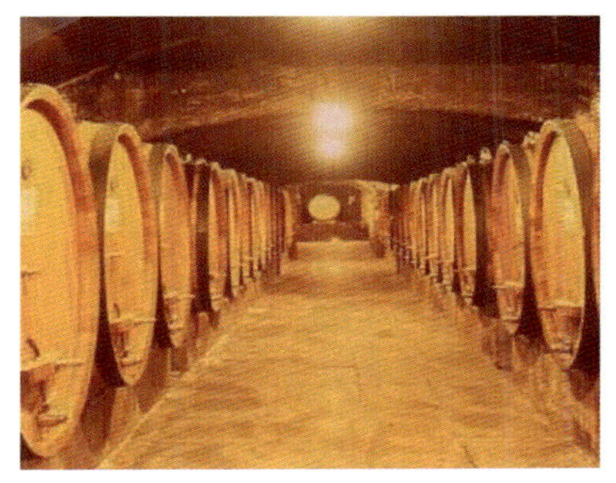

방식이다.

와인의 경우, 병의 코크 마개나 오크통의 틈새를 통해 산소가 얼마간은 유입되겠지만 와인 발효에는 원칙적으로 산소가 차단되어야 한다. 그런데 우리 항아리 전면에는 미세한 구멍이 있다. 우리 발효는 아예 날마다 항아리 뚜껑을 열어 산소를 적극적으로 받아들이는 특이한 발효이다.

와인 저장의 경우에는 햇볕을 피해 동굴 속이나 건물의 지하인 카브에 두는 것이 보통이지만 우리 장의 보관은 햇볕이 내리쬐는 장독대에 둔다. 장은 햇볕과 바람의 음식, 즉 자연의 음식이다. 한복디자이너 이영희 씨가 외국에서 한복패션쇼를 하였을 때 서구 언론에서는 우리 옷을 '바람의 옷'이라고 했다. 원래 발효 음식이란 빛과 공기를 차단시키면서 숙성시키는 것이 원칙이다. 와인이 그렇고 김치, 식초의 경우도 그렇다. 하지만 장 항아리만은 햇볕과 바람 속에서 익어간다. 어떤 유기물이든 공기 중에 오랫동안 노출되면 산화되어 버리는 것이 자연스러운데, 된장과 간장은 햇볕 속에서 산패되는 것이 아니라 오히려 강력한 항산화물질이 생성되고 있으니, 신기하고 신기한 일이다.

전통장도 시스템으로 관리하자

프랑스가 포도의 산지를 통제하여 고급의 와인을 탄생시켰듯이 우리 전통장도 인증기준을 마련하면 좋겠다. 예를 들면 국산콩 여부, 메주 이용, 항아리발효인지 아닌지 등의 구별이 있어야 될 것이다. 바라기는 전통장의 세계화가 빠른 시간 안에 이루어지면 좋겠지만, 빵과 고기와 와인을 먹는 서구인들에게 당장 된장을 권유한다는 것은 현실적으로 어려운 일이다. 그러므로 우리와 비슷한 콩 문화를 갖고 있고, 비슷한 장을 먹는 이웃나라들에게 먼저 우리 전통장의 가치를 알려야 한다. 중국이나 일본 뿐 아니라 동남아시아 등 쌀을 먹는 문화권에 한국의 된장을 알린다면 좁은 의미의 '된장의 세계화'를 보다 빨리 이룰 수 있을 것이다. 그러기 위해서는 프랑스의 AOC와인처럼 전통장의 인증 시스템이 바탕이 되어야 한다.

장독대가 관광자원

와인저장 시설인 카브cave는 그 존재만으로 비즈니스가 된다. 프랑스에는 카브를 순례하는 여행코스가 개발되었을 정도로 관광 상품화되어 있다. 미리 연락을 하고 가야 카브를 보여주는 곳도 있지만 아무 때나 볼 수 있는 카브도 있고, 또 소정의 요금을 받고 여러 와인을 시음할 수 있는 곳도 있다. 물론 우리나라의 전통장류 업체 중에도 웰빙여행의 마지막 코스가 될 정도로 인기 있는 곳도 있다. 하지만 주기적으로 카브를 찾아다니는 유럽 여행에 비하면 아직 걸음마 단계에 불과하다.

이런 장독대 여행은 국내 여행객뿐 아니라 비슷한 콩 발효식품을 먹고 있는 이웃나라 일본이나 중국 여행객들을 위해서라도 기획되어야 한다. 비슷한 장 문화를 가지고 있는 일본과 중국이지만 그들 나라에는 우리와 같은 장독대 문화가 없다. 그들이 우리나라에 와서 수백, 수천의 장독들이 도열해 있는 것을 보게 된다면 평생 잊지 못할 추억이 되지 않을까.

예전부터 장독대는 집 안에서 언제나 가장 햇볕과 바람이 잘 드는 곳에 두었다. 마찬가지로 대다수 농장의 장독대도 그 일대에서는 가장 전망이 좋은 곳에 위치해 있다. 우리나라 전역의 장독대를 순례하는 여행 프로그램이 있어도 좋을 듯싶다. 몇 군데 장독대를 찾아본 바에 의하면 양산 통도사에 있는 「서운암」 장독대, 섬진강변 「청매실농원」의 장독대, 지리산 함양 「인산가」의 장독대, 강원도 평창 「동천」의 장독대, 경기도 안성 「서일농원」의 장독대, 경북 영주 「무수촌」의 장독대, 경북 안동 「하회마을된

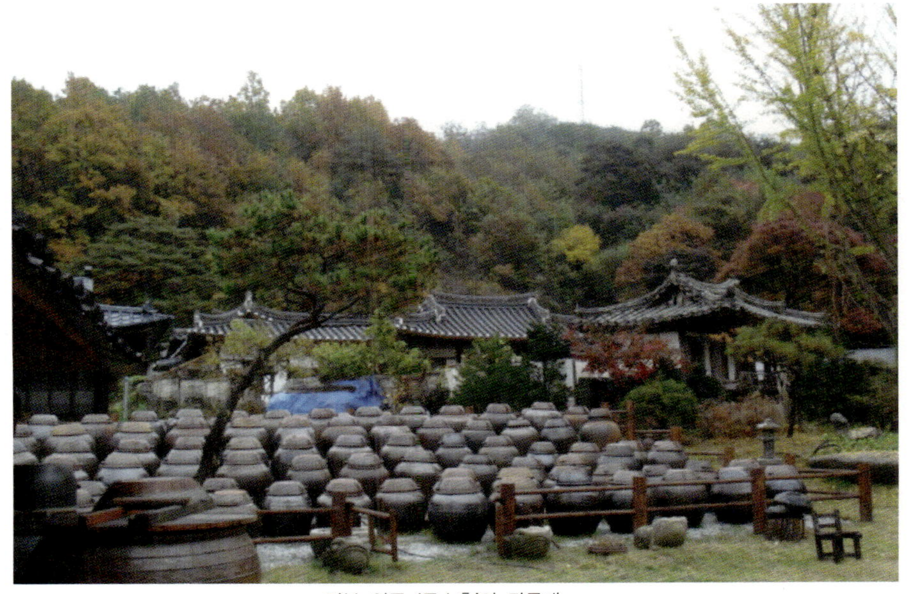

경북 영주 '무수촌'의 장독대

장」의 장독대, 그리고 강원도 정선의 「메첼」 장독대 등은 당장에라도 외국의 단체 관광객을 맞아도 손색이 없는 곳이다.

　전통장이 맛도 좋고 건강에도 좋다는 인식이 널리 퍼져 있는 지금이야말로 우리 전통장의 가치를 극대화할 때가 아닌가 한다. 그런데 우리나라 전통장의 현실은 어떤가. 다른 나라는 고사하고 우리나라 안에서조차 전통장의 가치는 제대로 평가받지 못하고 있다. 이는 전통장을 먹지 않는다는 말이 아니라 전통장의 상품으로서의 '가치 창조'에 무관심하다는 것을 말한다. 현재 우리나라의 콩 자급률은 계속 떨어지고 있고 대부분 시중에 유통되는 것은 수입산 콩이다. 어디에서 온 것인지 원산지를 표시하도록 하고 있지만 일부 제품이 아니면 원산지를 제대로 표기하고 파는 경우도 드물다. 육안으로는 국산콩과 수입산 콩의 구별이 어렵다는 것도 문제이고, 이를 악용하는 사람들을 제지할 뚜렷한 방법이 없다는 것도 문제다. 점점 국산콩과 수입콩의 가격 차가 벌어지면서 상대적으로 국산콩만을 쓰는 업체들이 손해를 보기도 한다. 이미 국산콩이냐 수입콩이냐에 따라, 또 콩의 품종에 따라 된장의 맛과 품질에 영향을 준다는 연구가 많이 되어 있지만 결코 도서관에서만 묻혀 있어서는 안될 것이다. 전통장은 세계에 널리 알릴 소중한 우리 문화유산이기 때문에 전통장의 가치를 극대화시키는 특단의 조치가 국가차원에서 이루어져야 한다고 본다.

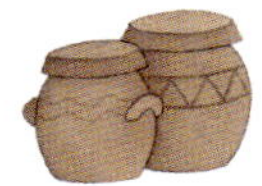

맛 대 맛, 된장 품평회

작년에 방영되었던 TV 드라마 <식객>은 원래 허영만 원작의 만화를 극화한 것이다. 드라마 이전에는 먼저 영화로 만들어져 호평을 받기도 하였다. 영화 <식객>이 다양한 음식으로 관객의 눈길을 사로잡았다면 TV 드라마 <식객>은 훨씬 드라마틱한 요소가 많았다. <식객>이란 만화는 시리즈로 만들어져 총 23편까지 나와 있는데 내가 가장 관심 있게 본 것은 16편 '두부대결'과 18편 '장 담그는 날'이다.

'두부대결' 편은 단숨에 이야기에 몰입될 정도로 재미가 있었지만 수진원 농장이 주 무대였던 '장 담그는 날' 편은 '두부대결'에 비해 재미가 덜하다고 생각되었다. 작가도 그런 생각을 했는지, 어떤 인터뷰에서 "장 맛은 발효균에 전적으로 의존하는데 이 과정을 표현하는 방법이 마땅치 않았고 또 발효식품이 특정한 곳에서만 생산되는 것이 아니어서 결정적인 순간에 힘이 빠진다."고 밝힌 바 있다.

발효음식은 특정한 지역의 음식이 아닌데다 눈에 보이지 않는 발효현상을 얘기한다는 것이 쉽지 않았던 모양이다. 작가는 장 만드는 비결에 한결같이 '정성'이라고 말하는 것에도 모호함을 느꼈다고 말하고 있는데,

우리 전통된장의 발효현상에 대해 과학적으로 설명하는 자료가 많아져야 한다는 생각이다.

손 없는 날, 귀신도 모르게 장을 담근다는 것은 스릴 넘치는 이야기가 아닐 수 없다. 이런 것이 각종 금기와 치성이 필요했던 이유가 될 것이다. 사찰 등에서 소금물에 띄울 계란이 없을 때, 밥을 이용했다는 것은 생전 처음 듣는 얘기였다. 밥을 손으로 넓게 펼쳐 장 위에 띄워 보아 밥이 뜨면 염도가 맞는 것이고 밥이 가라앉으면 소금을 더 넣어야 한다는 것이다.

<식객> 시리즈가 얼마나 더 나올지 모르지만 '두부대결' 편과 '장 담그는 날' 편은 무척 인기가 있었던 시리즈로 알고 있다. 젊은이들이 주독자층인 만화에서 우리 음식 이야기가 베스트셀러가 되었다는 것은 참으로 고무적인 얘기가 아닐 수 없다.

만약 우리 전통된장을 그냥 된장으로만 본다면 발전에는 한계가 있다. 된장의 소비가 늘지 않는 이유를 두고 사람들이 빵을 많이 먹는다거나, 아침을 먹지 않는 사람이 늘어나기 때문이라는 해석들을 하곤 한다. 장을 그저 쌀과 함께 부식의 하나로 본다면 장의 소비를 늘릴 방법은 없어 보인다. 하지만 된장을 웰빙식품으로, 천연조미료로, 효소식품, 항산화식품으

토막상식

손 없는 날

흔히 '말날'과 '손 없는 날'에 장을 담근다고 하는데 그 이유에 대해 '식객'을 통해 알게 될 줄은 몰랐다. '말날'은 12지신 중, 말의 날인데 말 피가 가장 맑고 깨끗한 데서 유래된 것이라고 한다. 또 '손 없는 날'에서 '손'이란 민속신앙에서 동서남북을 다니면서 사람의 활동을 방해하고 해코지하는 귀신을 말하는데, '손'은 손님의 줄인 말이다. 음력 9일, 10일, 19일, 20일, 29일, 30일은 귀신이 하늘로 올라가기 때문에 손이 없다고 한다.

로 본다면 얘기는 달라진다. 이제는 세계인 모두가 콩의 기능성에 대해 알고 있지만 된장을 아는 사람은 많지 않기에 우리가 할 일이 많다.

된장과 이벤트

<식객>이 음식과 만화의 만남으로 성공을 거두었듯이 '된장의 성공'도 우리들의 고정관념이 깨어질 때 이루어지리라 생각한다.

벌써 시도하는 곳도 많다. 메주와 첼리스트는 된장과 첼로와의 만남을 시도했고, 서일농원과 하회된장마을은 된장과 관광을 접목시키고 파주 장단콩 축제는 콩과 축제를 결합시키고 있다. 이렇게 장르를 뛰어넘는 크로스오버에 즐거움이 있고 이야기 거리가 있다. 하지만 이것은 소규모업체의 개별적인 콘셉트이지 전통장류업계 전체의 움직임은 아니라는 것이 문제다.

각각 최고의 제품을 만드는 것도 중요하지만 전체의 방향성을 어떻게 가져가느냐도 중요하다. 묵묵히 좋은 된장을 만든다고 해서 모든 문제가 해결되지는 않는다. '따로 또 같이'의 마케팅 전략은 전통장류업계에서도 예외가 아닐 것이다.

일본만화 <맛의 달인>이나 <신의 물방울>에서는 상황을 끊임없이 경정구도로 몰고 감으로써 팽팽한 긴장감을 느끼게 해 준다. 우리나라의 <대장금>이 인기를 끌었던

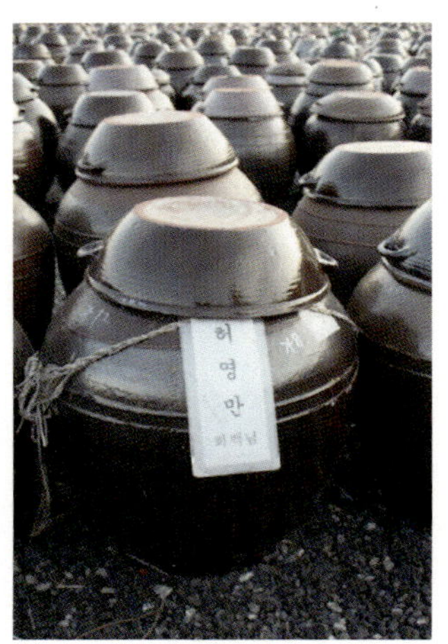

것도 아마 선의의 경쟁이 있었기에 재미있었다고 생각한다. 경합, 경연, 품평 등은 사람들의 관심과 흥미를 갖게 하는 요소들이다. 예를 들면 '된장 품평회' 등을 통해 전통장의 가치를 알리는 일은 당장 필요한 일이 될 것이다.

우리들은 와인을 좋은 술이라고 생각한다. 와인은 그 독특한 맛과 색과 향 자체도 사람들을 모이게 했지만 이제 "와인은 건강에 좋다."라는 말이 확산되면서 와인은 건강에도 좋은 술로 자리 잡았다.

전통된장은 집안마다 혹은 지방마다 만드는 법이 조금씩 다르다. 그 '다름'이 경쟁력이다. 요즘 사람들은 똑같다면 아무도 관심을 갖지 않는다. 하다못해 인공배양균을 사용하는 공장장류들도 서로 자기업체의 제품이 다르다고 소리를 높이고 있는 실정이다. 햇살 담은 간장이니 태양초 고추니, 지하수를 사용했느니 끊임없이 '차이'를 광고한다.

'차이'를 알린다는 차원에서 보아도 전통장류의 맛 품평대회는 반드시 필요하다고 본다. 몇 년 전 한 여성잡지에서는 전통장류 4종을 가지고 한 품평결과를 발표하였다. 그때 평가단에게 가장 많은 '하트'를 받았던 업체는 김천에 있는 정월농장의 된장이었다. 된장 품평대회는 우리 소비자들을 즐겁게 하고 소비자들로 하여금 입소문을 내게 한다. 와인품평대

콩의 폴리페놀과 와인의 폴리페놀

폴리페놀은 강력한 항산화 물질로 웬만한 천연식물성 식품 속에는 다 들어 있는 물질이다. 정확하게 말하면 레드와인에는 폴리페놀의 일종인 레스베라트롤(resveratrol)이 들어 있고 된장에도 역시 폴리페놀의 일종인 이소플라본(isoflavon)이 많이 들어 있다. 콩의 폴리페놀은 별로 주목을 받지 못하지만 와인의 폴리페놀은 와인이 확산되는 데 새로운 홍보거리가 되고 있다.

회를 보면 어떤 와인 한 모금을 먹었으면 입안을 헹구고 다음 와인을 시음하는 것을 볼 수 있다. 와인의 맛과 색과 향에 열광할 때는 아무도 알코올을 문제 삼지 않는다. 된장이 건강에 유익하다는 것이 널리 알려지면 된장의 짠맛 자체는 아무 문제가 되지 않을 것이다. 허영만 작가가 '장 담그는 날'을 만화로 만들자 수많은 젊은이들이 열독했다. 된장을 어떻게 이슈화할 것인지가 관건이다.

스토리 마케팅

전통장류업계가 제각각이고 아무 이야깃거리도 만들어 내지 못한다면 전통장류시장의 위축은 뻔한 일이다. 우리나라를 제외한 가장 긍정적인 시장은 일본과 중국이고 또 우리 교포들이 많이 사는 미국, 러시아도 가능성이 많다고 본다. 공장장류는 이미 표준화, 대량화가 되어 있지만, 우리나라의 전통장류는 다양하고 개성적이다.

우리 전통된장의 가치와 위상을 어떻게 올려야 하는지 다양한 각도에서 검토해 보아야 한다. 중국 현지에서는 한국의 전통장과 비슷한 연변의 장류가 중국 장류보다 10배나 더 비싼 값에 팔리고 있다고 하니 중국시장도 희망적이다.

혹시라도 우리 전통장이 세계화, 고급화되면 된장가격이 비싸질까 염려할 필요는 없다. 우리나라에서는 사는 곳이 어디든 된장을 담가 먹는 것이 가능하다. 보다 저렴하게 맛있는 장을 먹으려면 직접 담가 먹으면 된다. <식객>에서도 발효음식은 어떤 지방의 특산물이 아니어서 오히려 어려웠다고 말하고 있지 않은가. 걱정을 해야 하는 것은 된장을 먹지 않는 일이며, 된장을 모르는 일이며, 세계에 알리지 않는 일이다. 또한 '된장 품평회' 같은 이벤트와 재미를 만들어 내지 않는 일이다. <식객>에서는 주인공 성찬이와 봉주가 경합하고 <대장금>에서는 장금이와 금영이가 경쟁하면서 더 많은 관심과 재미를 이끌어 낼 수 있었다.

오랫동안 그것도 집집마다 담가 먹었던 전통장을 홍보할 경우에는 다양한 이야기를 제품에 담아낼 수 있는 '스토리 마케팅'이 제격이라 하겠다.

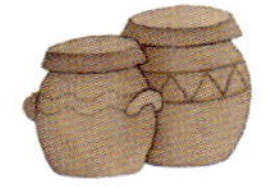

주부 도우미

  '오늘은 무엇을 먹을까'는 날마다 주부들이 고민해야 하는 숙제다. 그런데 나는 된장을 알게되면서 밥상 차리는 일이 훨씬 수월하게 생각되었다. 나도 보통 주부들처럼 고기나 생선 없이 된장찌개 중심으로 '육군'으로만 밥상을 차리면 무언가 소홀한 느낌이 들곤 했던 것이 사실이다.

  하지만 콩과 된장에 대해 더 잘 알게 되면서 고민이 줄어들었다. 이제 된장은 할 음식이 없어 어쩔 수 없이 내놓는 음식이 아닌, 당당한 밥상의 주역이 되었다. 그래서 손님상에도 자신 있게 된장찌개를 올려놓는다. '집에서 담근 된장'으로 만든 찌개라는 것이 자랑의 포인트다.

  대개 손님들은 어떻게 된장을 다 담그냐며 관심과 호기심을 보여주곤 한다. '냉이 된장국 끓였어'라는 문자라도 보내면 바쁘다던 친구도 달려올 정도가 되었다.

된장의 기능성

먼저 짭짤하면서도 감칠맛이 있는 된장은 간을 맞추는 데 안성맞춤이
다. 된장에는 감칠맛을 내는 아미노산, 단맛을 내는 아미노산, 그리고 전
통 된장 특유의 시원한 맛을 내는 아미노산 등이 분해되어 있다. 된장을
먹는 또 하나의 이유는 어떤 식품보다 된장에 영양물질이 많기 때문이다.
된장의 기능성은 크게 보면 항산화효과, 유산균효과, 그리고 미네랄효과
등이다. 된장은 발효될수록 갈색물질이 많이 생겨나는데, 이는 우리 몸의
활성산소를 제거해 주는 항산화 역할을 한다. 우리가 매일 먹는 음식 중
에서 항산화효과가 비교적 큰 식품은 된장인데, 된장의 항산화효과는 인
삼의 그것과 비슷할 정도다. 인삼을 좋다고 매일 먹는 것은 부담스럽지만
된장은 친근하게 매일 먹을 수 있는 식품이다.

유산균의 역할

된장에는 장까지 살아가는 유산균이 있다. 가장 확실히 유산균을 먹는
방법은 끓이지 않고 생된장, 쌈장으로 먹는 방법이다. 된장의 유산균은
끓는 온도에서도 약 10분간은 포자 상태로 살아 있다고 하는데, 된장찌
개를 할 때 10분을 넘기지 않는 것이 좋다. 하지만 죽은 유산균조차 장
내 유익균의 먹이가 된다고 하니 끓여 먹는 우리 전통의 조리법을 굳이
마다할 필요는 없다는 생각이다. 된장 유산균의 가세로 장내 유익균이 증
가하게 된다면 우리 몸은 최적의 상태를 유지할 수 있다. 속이 더부룩할
때 된장국 한 그릇은 더없이 속편한 음식이 된다.

된장을 알면 밥상차리기 참 쉽죠

외식을 한 다음 날이면 틀림없이 된장이 먹고 싶어진다. 드디어 된장을 하루라도 먹지 않으면 입안에 가시가 돋을 정도가 된 것이다. 재료에 따라 매번 다른 된장국을 끓일 수도 있다. 봄철엔 **냉이국**이나 **쑥 된장국**, 여름이면 호박잎을 으깬 된장국이 제격이다. 호박잎 된장국은 호박잎을 손으로 짓찧어 푸른 물을 뺀 다음에 멸치국물과 다시마로 만든 국물을 붓고 호박을 이왕이면 조선호박 듬성듬성 썰어 놓고 파, 마늘을 약간 넣고 된장을 풀어 간을 맞춘다. 호박잎을 쪄서 강된장에 찍어 먹어도 좋다. **강된장**은 깡된장이라 하기도 하는데 다진 고기, 파, 마늘, 생강, 표고, 양파, 꿀 등을 넣어 볶다가 물과 된장을 넣은 뒤 잘박하게 끓여 먹는다. 가을엔 역시 **아욱국이나 근댓국**이다. 추운 겨울에는 뜨거운 것은 다 좋지만, 신 김치에 생 콩가루를 무쳐 끓이는 **콩가루김칫국**이나 김치와 두부를 넣은 **청국장찌개**가 제격이다.

꼭 된장국이나 된장찌개라 이름 붙이지 않아도 거의 모든 국물요리에는 양을 조절해 가면서 된장이나 간장을 이용할 수 있다. 하지만 된장이라고 다 같은 된장이 아니다. 맛있는 된장으로 끓여야 맛좋은 국이 된다. 국산콩으로 항아리에서 숙성한 전통된장이 맛이 있는데 2년 정도 숙성된 된장이 제일 맛있다고 한다. 요즘은 시중에 나와 있는 누룩균을 이용해 개량장을 담그기도 하지만 오리지널은 당연히 메주장이다. 메주장은 보이지도 않는 미생물들에 의해 발효가 되는 것이기 때문에 우리 어머니 할머니들은 장맛이 변할까 봐 콩 삶기부터 장독관리까지 최선을 다했던 것이다.

장떡, 된장샤브샤브 그리고 된장수육

된장이 국이나 찌개의 용도만으로 이용되는 것은 아니다. 제일 손쉬운 것은 상추 등의 푸성귀와 된장을 함께 먹는 일이다. 양념한 쌈장은 수분과 기름이 들어가서인지 빨리 '쩐내'가 난다. 된장은 아무리 오래되어도 된장 그대로인데 말이다.

된장이나 고추장으로 만드는 별미엔 **장떡**이 있다. 장떡의 재료로는 호박, 양파, 버섯, 풋고추 등 각 계절에 나오는 어떤 푸성귀를 이용해도 좋다. 묽은 밀가루반죽을 한 다음 호박 등 야채를 넣고 된장을 체에 걸러 넣고 골고루 섞어 기름에 지져 먹는다. 아이들을 위해서라면 된장의 양을 적절히 넣는 것이 좋을 것이며, 된장 대신 고추장을 넣으면 고추장 장떡이 된다.

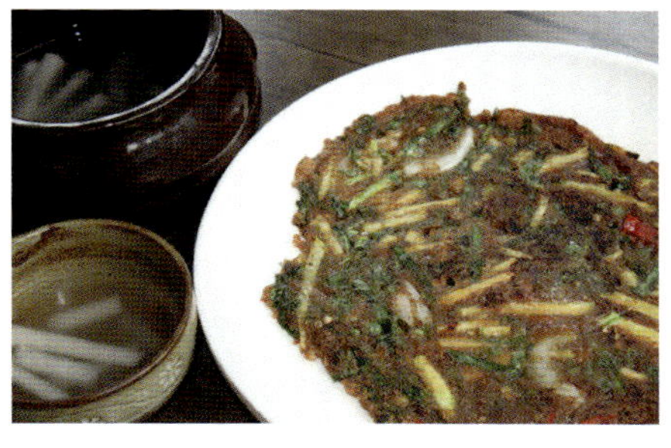

된장수제비나 **된장샤브샤브**를 해먹어도 좋다. 된장 수제비는 보통의 수제비에 된장을 약간 풀어 간을 맞추고 수제비를 뜨는 것이다. 물론 보통의 흰 수제비를 끓이고 국물을 된장으로 간을 해도 좋다. 된장샤브샤브엔 멸치 다시마국물에 역시 된장을 살짝 푼 다음 샤브샤브용 고기, 느타리버섯, 양파, 배추 등의 야채를 넣었다가 겨자장에 찍어 먹고 남은 국물엔 국수를 넣어 먹으면 그만이다.

된장은 **된장생선구이**나 **된장수육**을 할 때도 필요하다. 삼치나 고등어 등에 된장소스 된장에 물이나 물엿을 조금 넣어 묽게 한 것를 발라 프라이팬이나 오븐에서 구워먹으면 향과 색이 먹음직스러운 된장생선구이가 된다. 된장수육에도 된장은 고기의 비린 맛을 없애고 맛도 좋게 하는데 최고다. 된장수육은 그대로 먹어도 좋지만 간장, 설탕, 생강 등을 알맞게 넣은 조림간장에 살짝 졸여 간을 배게 허 먹어도 좋다.

집안일은 아무리 해도 표가 나지 않는다는 말처럼 주부들이 매일 밥상을 차리는 일은 쉽지 않은 일이다. 요리를 쉽게 하면서도 영양의 균형을 잃고 싶지 않을 때, 내가 찾은 해법은 된장, 간장, 고추장을 잘 이용하는 것이다. 장醬 3총사를 이용해 간단하면서도 건강에 좋은 메뉴를 만드는 것은 우리, 주부들의 손에 달려있다.

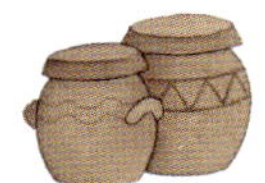

베란다 장독대

결론부터 말하면 아파트에서 담그는 장이라고 해서 더 특별할 것도 없고 유난스러울 것도 없다. 베란다에서 직접 메주를 쑤어 된장을 담그는 사람도 있지만 메주는 좋은 환경에서 띄우는 편이 좋다는 생각이다. 집 안에 배는 냄새도 냄새지만 시멘트로 마감된 베란다가 메주를 띄우기에는 그다지 적합한 환경이 아니기 때문이다. 요즘은 시골에서 메주만 전문으로 판매하는 곳도 있고 된장을 판매하는 농장에서 메주를 팔기도 한다. 장 담그기에 실패했다는 사람을 보면 거의 메주 구입이 잘못되었다는 경우가 제일 많고, 그 다음이 싱겁게 먹는다고 소금을 적게 넣었다가 탈이 난 경우가 많았다. 직접 장을 담그지 못하는 사람들을 위해 우리나라 최고의 전통장류업체들은 부록으로 작성해 놓았다. 농장에서 운영하는 인터넷 사이트를 직접 방문해 보고 구매 후기 등을 참고하고 메주나 된장을 사면 실패할 확률은 거의 없으리라 본다.

아파트 베란다에서 장을 담가 먹으려면 항아리 2~3개는 있어야 한다. 만약 항아리가 하나만 있다면 된장과 간장을 분리한 다음 된장을 곧바로 냉장고에서 저온 숙성시켜야 한다. 하지만 장을 담그는 의미가 자연에서 숙성된 장맛을 보려는 것이니만큼 적어도 콩 1말짜리 항아리 2개는 마련해 놓아야 한다. 콩 1말이면 메주 크기에 따라 다르지만 보통은 메주 3~4장이 된다. 메주를 낱장으로도 판매하는 업체도 있으니 처음이라면 시험 삼아 한두 장으로 장을 담가보는 것도 좋다.

장독대에 올망졸망한 항아리가 많은 것은 된장, 간장, 고추장을 담글 때 묵은 장이 남아 있는데다, 햇장을 담그면 항아리가 새로 필요하기 때문에 여분의 항아리가 항상 있어야 했기 때문이다. 된장을 판매하는 농가에 가보면 항아리가 참 많은데 대략 1/3 정도만 장이 담겨 있다고 보면 된다. 베란다에서 장을 담글 때는 묵은 장은 덜어서 냉장고에 넣어두면 되니까 여분의 항아리를 많이 두지 않아도 된다. 해마다 장을 담지 않는다고 해도 항아리를 베란다에 두는 것만으로도 집 안의 풍격이 달라지리라는 것은 장담한다.

너무 만만하게 보면 소금물도 실패한다

나는 이번 봄으로 3번째 아파트 베란다에서 장을 담갔다. 두 번째까지 별문제가 없었기에 이번에도 쉽다고 생각한 것이 화근이 될 줄은 몰랐다. 그것도 가장 쉬운, '소금 풀기'에서 문제가 생겼다. 선물로 받은 죽염이 충분히 있었기 때문에 이번에는 죽염된장을 담글 참이었다. 죽염은 미세한 분말로 되어 있고 또 높은 온도에서 구운 만큼 불순물도 없다고 생각되어 미리 소금물을 풀어놓지 않고 장 담그는 날, 직접 물에 풀고자 했다.

드디어 장 담그는 날. 메주는 이미 전날에 솔로 박박 문질러 햇볕에 말려 놓았던 터였다. 1말짜리 항아리에 메주를 넣은 뒤, 적당히 소금물을 만들어 부었다. 그리고는 농도를 낮추고자 했으나, 이내 소금물 농도를 맞추는 것이 쉽지 않다는 것을 알게 되었다. 항아리에 넣고 날달걀을 띄워 보았지만 죽염의 색깔 때문에 물은 회색빛으로 변해 달걀이 뜨는 건지 가라앉는 건지 분간이 되지 않았다. 염도계를 꽂아 보았지만 고장이 났는지 제대로 눈금도 읽히지 않았다. 메주 밑으로 달걀이 들어가 버려 달걀을 찾느라 국자로 이리저리 휘저었다. 소금물 농도를 높여주어야 달걀이 뜨는 것인데 아차 하는 사이에 맹물을 더 붓는 실수를 하고 말았다. 여분의 소금을 넣어주자 드디어 500원짜리 동전만큼 계란이 떠올랐다. 혹시 한 번도 장을 담가 보지 않으신 분들은 "장 담그기가 복잡한가?" 할 테지만 너무 만만하게 보아 '쉬운 장 담그기'를 망쳤다는 얘기를 하고 있는 것이다.

정성이 제일일세

조선 농부들의 할 일을 읊은 〈농가월령가〉 중 3월령을 보면 "집집이 요긴한 일 장 담그기 행사로세 소금을 미리 받아 법대로 담그리라 고추장 두부장도 맛맛으로 갖추 하소" 하고 있다. 하루 전날 소금을 미리 풀어놓고 정갈한 윗물만 부으면 되는 것을 조금 편하게 하려다가 괜히 헛수고만 했다. 이번 실패로 아무리 쉬운 일이라도 "콩밭에 가서 두부를 찾을 수는 없다."라는 교훈을 얻었다.

간장된장 가르기

설상가상인지 된장과 간장을 가르고 보니 된장이 너무 되직한 느낌이 있었다. 일단 된장은 담가 놓으면 자꾸 이리저리 들쑤시면 안 된다고 들었지만 되직한 상태로 1년을 둘 수는 없었다. 된장과 간장을 가른 지 한 달쯤 후, 한 되 박 정도의 소금물을 만들어 된장의 윗부분과 섞어 잘박하게 해 놓았다. 그리고 얼마 후 장항아리를 들여다보았더니 이번에는 곰팡이가 끼기 시작하였다. 비닐 랩을 된장 표면 위에 깔고 소금을 얹어 두고 있었는데 랩과 된장 사이에 흰 막이 점점 두터워지는 것이었다. 마른 생김을 위 표면에 덮어 놓으면 가시가 생기지 않는다는 말이 생각나 마른 생김 4장을 이리저리 겹쳐 표면을 덮어 놓았다.

오랜만에 오신 친정어머니는 된장이 되직하면 간장 물을 부어야 벌레가 생기지 않는다고 하고, 가족모임에서 만난 큰 형님은 가을에 해콩을 사다가 삶아, 된장에 버무려 넣으면 된장이 짜지 않고 맛있다고 하였다. 큰 형님은 십 년이 넘게 아파트 베란다에서 장을 담가 먹고 있는데, 처음 한 해에만 가시가 생겼지, 그다음부터는 가시가 생기지 않았다고 한다. 생각해 보니 내 경우 역시 이사 온 그해 담근 된장과 고추장에는 가시가 생겨 기겁을 하였었지만, 작년에는 아무것도 생기지 않았다. 아마 된장의 균이 아파트 베란다를 좋은 서식지로 생각하고 편하게 자리를 잡았나 보다.

마당이 있는 집에서는 하루 종일 햇볕과 바람이 들지만 아파트 베란다에서는 아무리 남향이라도 햇볕과 바람이 들어오는 데는 한계가 있다. 어떤 분들은 아파트 베란다에서는 빗물이 들지 않으므로 한지로 뚜껑을 만들어 덮기도 하지만 나는 동네 수선집에서 만든 면포를 덮어 주었다. 망사보다는 면포나 광목천이 좋은데 망사인 경우에는 구멍 사이로 파리 알

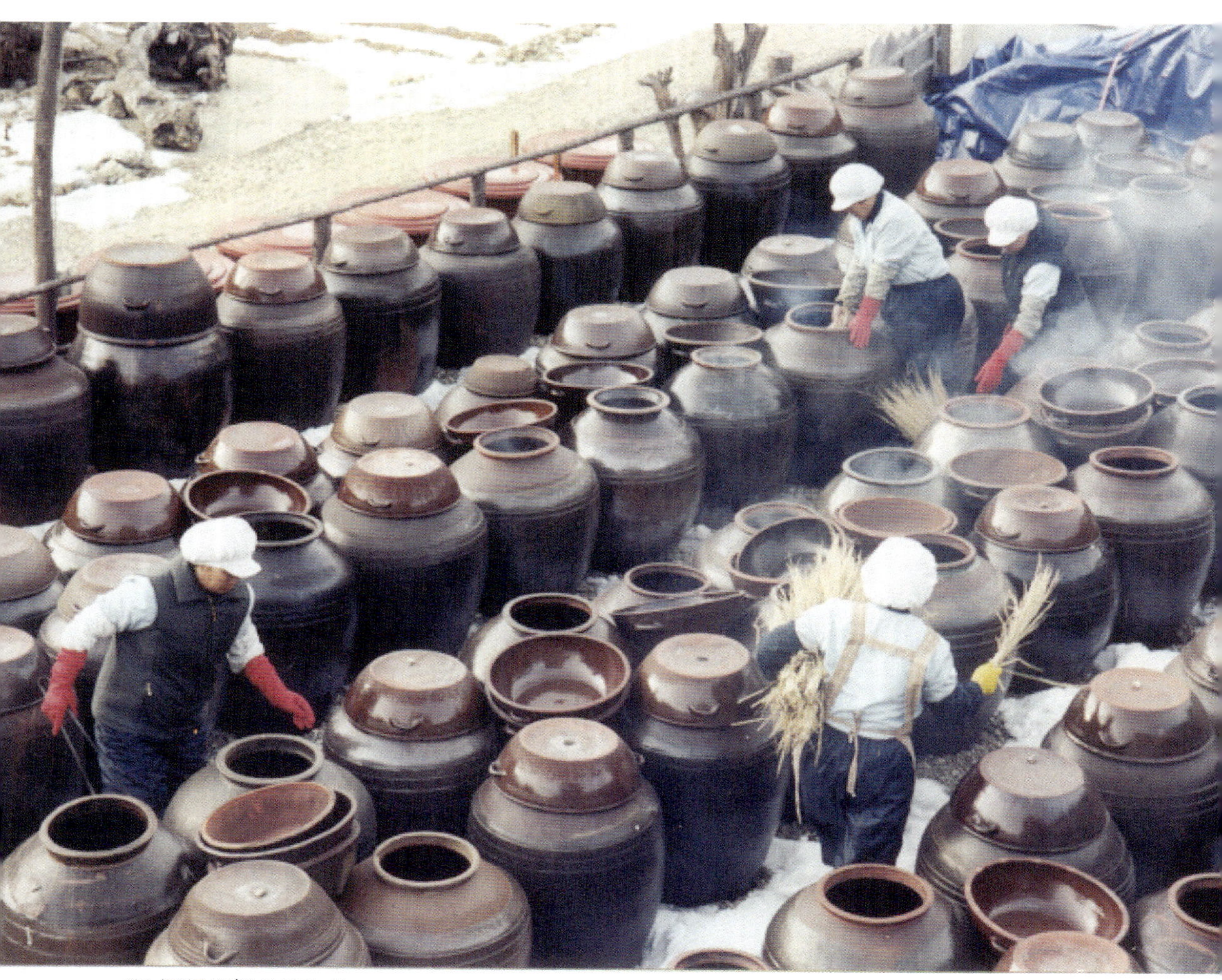

영동 '물안골식품'의 장 담그는 날

이 떨어져 가시가 생기기도 하기 때문이다. 작년 우여곡절이 좀 있었지만 사실 내가 한 일이란 햇볕이 있는 날 뚜껑을 열어주었을 뿐, 나머지는 모두 된장이 저절로 된 것이다.

얼마 전, 십 여 년을 살았던 대전에서 서울로 이사오게 되었다. 그때 2년 숙성 중인 된장을 퍼내 그동안 함께 했던 소중한 친구들에게 나누어 주었다. 비록 값으로 치면 얼마되지 않겠지만 된장을 나누는 마음은 소풍을 앞둔 아이처럼 들뜬 기분이었다.

법대로 담그자

내가 아는 '아파트에서 장 담그기의 달인' 중 한분은 서울 압구정동 아파트에서 근 50여 년간 장을 담가 온 조송자 여사이다. 조 여사의 집은 풍양 조씨 종갓집이고 그의 남편은 의성 김씨 종가댁이라고 한다. 덕분에 조 여사는 두 가문에서 수백 년째 내려온 비법을 고스란히 배울 수 있었다고 한다. 조 여사는 기존의 장 담그는 방법에 그간 터득한 자기만의 비법을 더해 장을 담근다. 장을 담그는 기본 재료에 변화를 주거나 숙성 시기에 변화를 줌으로써 '아파트에서 장 담그는 법'을 완성한 것으로 보인다.

보통은 음력 1∼2월에 장을 담그지만 조 여사 댁에서는 그보다 빠른 동짓달 초에 장을 담근다. 해콩이 나오는 음력 9월에 메주를 쑤어 2달간 따뜻한 곳에서 숙성시킨 뒤 동짓달 초에 명태, 찹쌀 등을 넣어 장을 담가 그늘에서 익힌다. 이렇게 담근 장을 '그늘장'이란 이름으로 특허출원까지 마쳤다. 현재 조 여사의 장항아리는 스무 개 남짓인데 여사는 항아리 뚜껑 대신 '짚으로 만든 뚜껑 두트레'을 사용한다. 보통 베란다에서 장을 담그기 어렵다는 것은 햇볕이 하루 종일 들지 않기 때문인데, 오히려 여사는 햇볕을 피해 베란다의 구석에 장항아리를 놓아두고 '그늘장'을 만든다고 하고 있으니 장에 대해 제대로 알려면 아직도 멀었다는 생각이 든다.

부산의 어느 호텔에서는 호텔 베란다에 장독대를 두고 장을 담근다는 소식도 들린다. 이 호텔의 외국인 투숙객의 비율은 80%에 이른다고 하는데 한국요리는 많은 외국인들에게도 인기가 있다고 한다. 이러다 '호텔 음식의 경쟁력은 장맛에 달렸다'란 말이 나오게 될지도 모르겠다. 아무튼 잠깐 머무는 손님들을 위해 호텔에서조차 장을 담그고 있는데, 매일 우리 식구들이 먹을 된장 하나 담그지 못한다면 안 될 말이다. 다만 장 담그기가 쉽다고 허수로 여기지 말고 '법대로' 정성을 다할 일이다. 많은 사람들이 이미 하고 있는 것처럼 '아파트에서 장 담그기', 결코 특별한 일이 아니다.

가시가 생기지 않게 하려면

매일 아침 된장 표면을 마사지해 주는 방법이 있다. 또 마른 김을 된장 위에 올려놓거나 랩이나 비닐을 깔고 그 위에 소금을 두껍게 올려놓는다. 내가 해 본 방법 가운데 제일 효과를 보았던 것은 엑기스를 짜고 남은 매실을 된장 위에 올려놓았을 때였다.

직접 장을 담가보자

① 소금물 만들기

메주와 소금과 물의 비율은 1:1:3~4 정도로 한다. 메주 한 말10㎏이면 소금도 한 말10㎏ 물은 30리터 정도다. 간장의 양에 따라 물의 비율을 조절한다. 필요한 양의 물에 소금을 푼 다음 소금이 다 녹을 때까지 막대기로 휘휘 젓고 하루 동안 그대로 재워 두었다가 윗물만 떠서 장 담글 때 사용한다.

② 장 담그기

메주를 솔로 문질러 물에 깨끗이 씻은 후 물기를 빼고 햇볕에 바싹 말린다. 깨끗이 준비해 놓은 항아리에 햇볕에 말린 메주를 차곡차곡 쌓은 후, 항아리의 70%~80% 체에 거른 소금물을 붓는다. 물 위로 메주가 1㎝ 정도 떠오르면 메주의 겉면에 소금을 한 줌씩 뿌린 다음 숯, 고추, 대추 등을 서너 개씩 띄우고 뚜껑을 꼭 닫아 3일간 두었다가 열어 햇볕을 쫴준다. 망사나 광목으로 항아리 입구를 씌워준다.

③ 된장 가르기

40~60일 후 숯, 고추, 대추를 꺼낸 뒤 메주와 즙액을 분리한다. 메주와 분리한 간장은 10~20분간 거품을 걷어내며 달인다. 간장을 달일 때 다시마나 검은콩을 조금 넣어 함께 끓여주기도 한다. 달인 간장은 완전히 식혀서 항아리에 붓고 뚜껑을 덮는다. 간장을 달이지 않고 생간장으로 보관해도 된다.

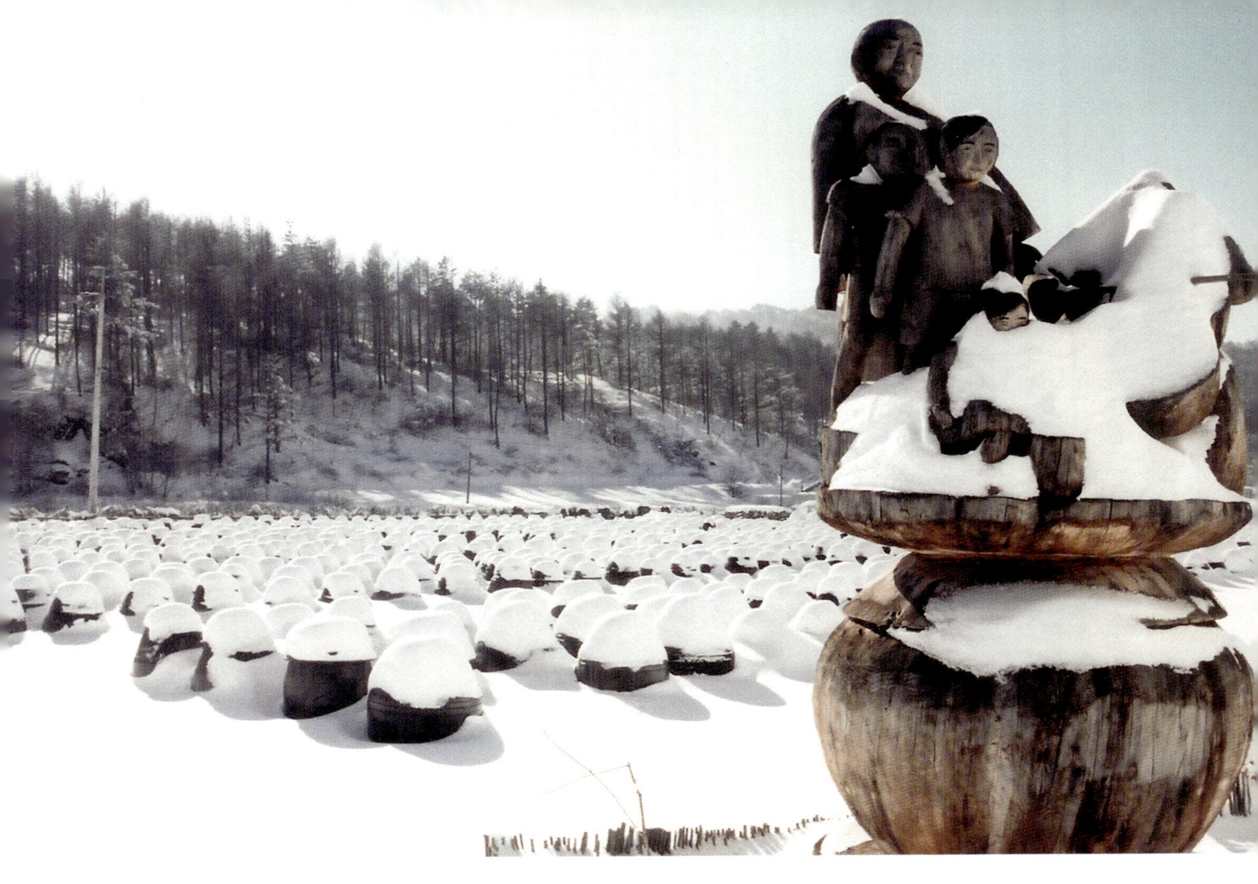

부록

1. 장인이 만드는 농장된장

우리나라의 전통장류업체 수는 500여개에 달하는데 이 책에서는 사이버콩세계과학관(소이월드 www.soyworld.org)에 있는 전통장류업체를 주로 소개하고 있다. 소이월드에서는 '장인관'에 소개될 전통장류업체의 등록신청을 계속 받고 있다. 업체설명과 함께 자료사진을 보내주시면 소정의 절차를 거쳐 등록이 된다. 또한 '음식관'에서도 된장, 고추장, 두부, 청국장 등 콩을 주재료로 한 전문식당의 등록신청을 받고 있다.
※문의 및 신청 soyworld@soyworld.org

콩 세계과학관

콩의 종주국으로서 콩의 기원과 식품으로서의 발전역사를 바로 알리고 앞으로 기대되는 콩의 다양한 용도를 전망하기 위하여 우리나라에 콩 세계과학관을 건립하고자 하는 논의가 〈한국콩연구회〉를 중심으로 오래 전부터 있어 왔다. 2001년 5월에는 〈한국콩박물관 건립추진위원회〉가 권태완 박사님을 중심으로 결성되었으며 2007년 3월에는 〈사이버 콩 세계과학관〉이 완성되어 현재 운영되고 있다. 2008년 12월, 드디어 영주시와 양해각서를 체결하여 〈콩 세계과학관〉의 건립을 목전에 두고 있다.

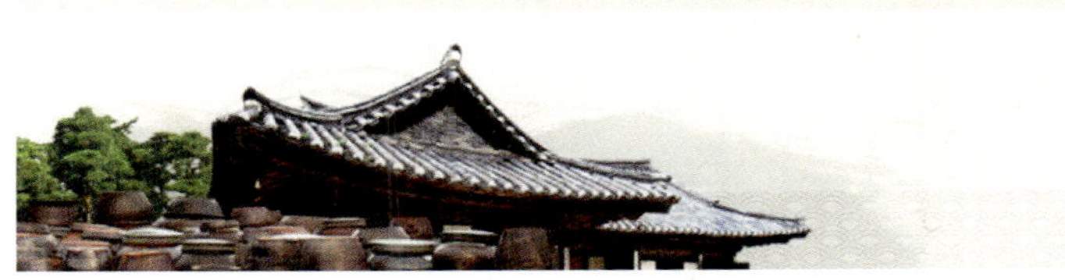

고려전통식품 이야기

고려전통식품의 대표인 기순도 여사가 전통장류부분에서 명인지정을 받게 되면서 회사 이름보다는 '기순도 된장'으로 더 많이 알려지게 되었다. 고씨 양진제 문중 10대 종가의 전통을 계승한 기순도 여사는 1996년 농림부로부터 전통식품지원을 받아 죽염된장, 죽염고추장, 죽염간장 등을 만들고 있다. 얼마 전 '치타슬로(cittaslow slow city 느리게 살기 마을)'국제연맹 한국위원회는 아시아 최초로 전남 신안, 완도, 장흥, 담양을 '슬로시티'로 지정했다. 전통장 자체가 슬로푸드이지만 그 중에서도 고려전통식품의 죽염된장이 주목을 받는 것은 죽염을 사용하기 때문이다. 담양의 특산물인 대나무에 우리나라 서해안에서 생산되는 천일염을 넣고 1,000가 넘는 고온에서 구워 죽염을 만든다. 콩이 된장이 되기까지 수십 차례의 수작업이 요구되지만 더욱더 지난한 작업이 필요한 것이 죽염장이다. 죽염된장, 죽염간장은 슬로푸드, 슬로라이프를 꿈꾸는 모든 세계인들에게 가장 자랑할만한 우리 음식이다.

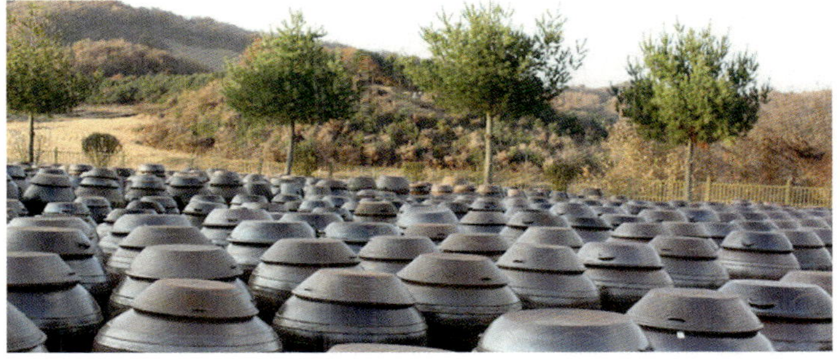

메첼 이야기

메첼은 정선아리랑이나 탄광촌으로 유명했던 정선의 이미지를 확 바꿔놓았다. 많은 사람들이 웰빙여행의 마지막 코스로 꼽는 메첼! 메첼이 유명한 3가지를 꼽아보면, 첫째가 메첼의 로맨스! 독일 유학을 다녀온 첼리스트와 메주빚는 스님과의 만남은 메첼 탄생의 화려한 전주곡이었다. 둘째 문화의 불모지인 강원도 산골짜기에서 매년 열리는 음악회! 해마다 메첼은 '된장축제'를 열고 있는데 사람만 첼로소리에 귀를 기울이는 것이 아니라, 항아리의 된장균들도 좋은 음악을 들으면서 더 잘 숙성하게 된다. 셋째 메첼은 가내수공업 수준의 된장사업을 고부가가치산업, 즉 문화사업으로 변모시키는데 앞장서고 있다. 여기, 숨 쉬는 수천의 된장항아리들은 먼저 우리의 눈을 휘어잡고, 그 다음은 향기로운 냄새로, 마침내는 가슴을 훈훈하게 하는 힘이 있다. 이제 메첼은 경기도 연천으로 본사를 옮기고 제2의 창업을 준비하고 있다.

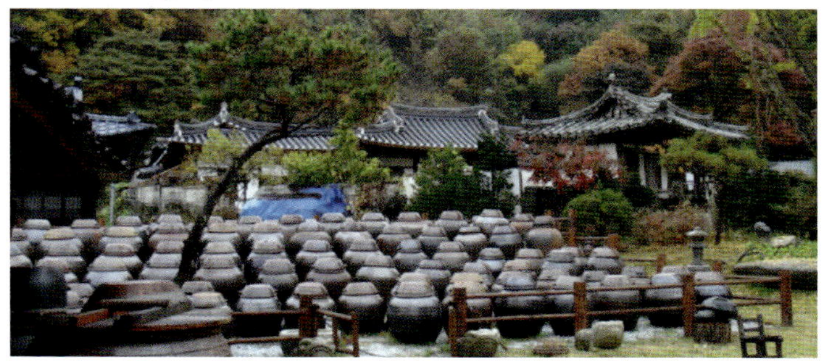

무수촌 이야기

무수촌의 뜻은 근심이 없는 동네라는 뜻. 겨우 차 한 대가 비비고 지나갈 정도로 좁은 골목을 들어서면 마치 무릉도원인양 무수촌이 펼쳐져 있어 황홀경에 빠져들게 한다. 우리 전통장은 함부로 대해서는 안된다고 생각하기에 콩을 선별할 때부터 된장을 싸는 포장까지 유난스러울 정도로 정성을 기울인다. 특히 장을 만드는 콩은 일하시는 분들이 혀를 내두를 정도로 반듯하고, 큰 콩을 선택하는 것으로 유명하다. 무수촌의 제품은 무수촌을 지키는 멋진 박인숙 촌장만큼이나 스타일리쉬하다.

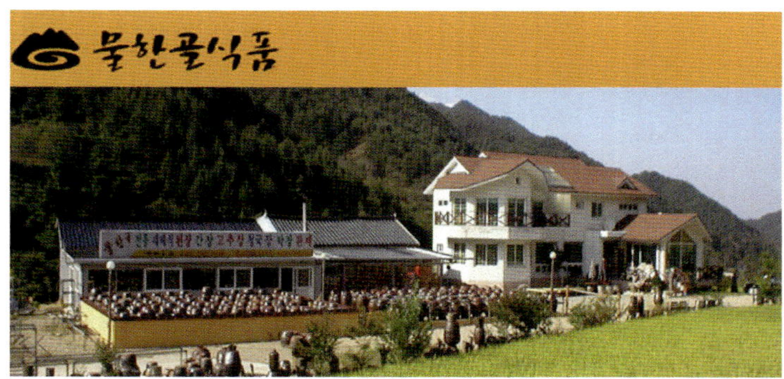

물한골된장 이야기

황간 IC를 나와 영동군 상촌면의 물한계곡을 따라 20km쯤 따라 올라오다 보면 삼도봉과 민주지산이 병풍처럼 펼쳐져 있는 곳에 〈물한골 된장〉이 있다. 이곳은 '마지막 남은 원시림'이라 불릴 정도로 산이 수려하고 청정한 곳으로 이름이 높다. 물한골된장은 지하 100m에서 뽑아 올린 천연암반수를 이용, 무쇠 솥에 불을 지펴 콩을 삶고 황토방에서 발효시키고, 숨쉬는 항아리에서 된장을 숙성시킨다. 콩삶기, 메주만들기, 메주띄우기 등의 과정에서 어떤 기계의 도움도 받지 않고, 전 과정을 수작업으로 하고 있다. 물한골에서는 옛날 우리 어머니 할머니들이 장을 담아 왔듯이 전통방법을 고수하고 있지만, '신선시스템'을 유지한다. 말하자면 "주문 후 항아리에서 바로 퍼담기"를 원칙으로 하고 있는 것이다. 장마철이면 모를까, 〈물한골 된장〉에서는 미리 포장용기에 된장을 담아놓는 법이 없다. 물한골 된장에는 항아리에서 바로 퍼 올린 '신선한 맛'이 덤으로 들어 있다.

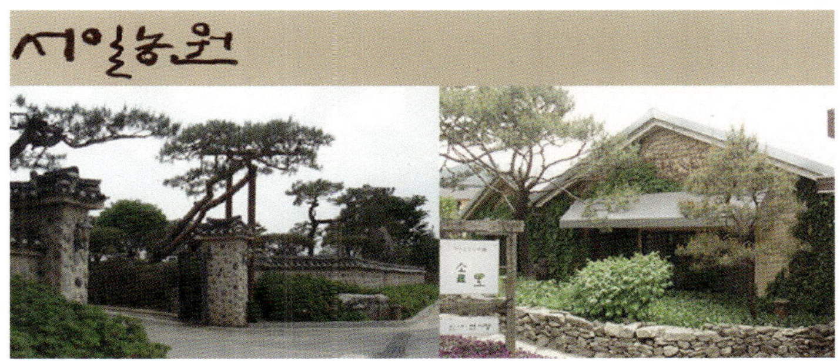

서일농원 이야기

서일농원은 된장을 테마로 한 우리나라 최대 농원이다. 농원의 규모는 3만평에 이르는데 콩과 고추가 심겨진 밭, 배과수원, 매실원 그리고 장독대 등을 돌아보면서 30분 정도 산책을 즐길 수 있도록 되어 있다. 서분례 대표의 탁월한 조경감각과 상상력은 잔디밭, 식당, 소나무와 매실나무 등이 잘 어우러져 있는 농원 곳곳에서 빛을 발하지만, 농원 한가운데 장엄하게 펼쳐져 있는 장독대에서 최고로 빛난다. 열과 행의 간격을 자로 잰 듯 도열해 있는 수천 개의 항아리들은 사시사철 사람들의 카메라 세례를 받기에 바쁘다. 요즘 견학이나 관람, 체험 등이 이유로 서일농원을 찾는 사람은 하루 500~600명 정도. 서일농원은 식품을 배우는 학생, 발효식품에 관심이 많은 사람, 잃었던 옛맛을 찾아오는 사람들로 늘 만원이다. 뭐니뭐니해도 서일농원의 참맛을 느낄 수 있는 것은 직영음식점인 '솔리'에서 된장찌개를 마주하는 순간이라 하겠다. 서일농원의 서분례 대표는 근처 양로원에서 봉사하는 일을 수십 년째 하고 있음은 물론, 최근엔 많은 돈을 들여 캄보디아에 학교를 개원하는 등 '봉사와 구호사업'도 쉬지 않고 있다.

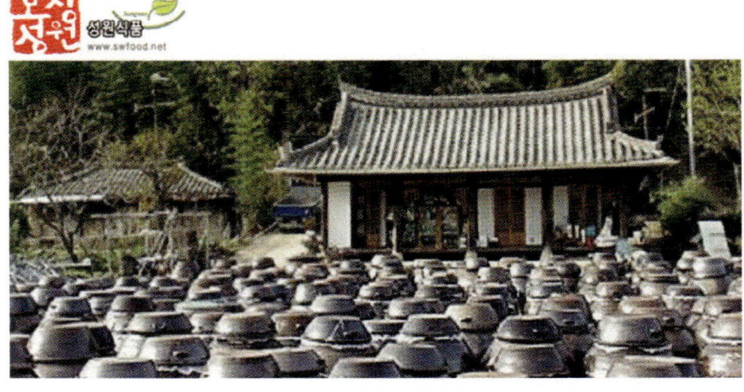

성원식품 이야기

〈성원식품〉은 '녹차의 소도'라 불리는 보성에 자리잡고 있다. 남행연안의 해풍과 녹차의 싱그러운 향기가 가득한 성원식품의 장독대에서는 근처 득음폭포의 맑은 둧이 모여드는 영천호수가 바로 코앞이다. 일찍이 안효원 대표는 '녹차함유물 된장'으로 특허를 받았는데, 녹차와 된장의 최적비율을 발견해내기까지 만만찮은 어려움이 있었다. 하지만 녹차된장이 녹차가 추가된, '기능성 된장'이라는 읍 소문이 나게 되면서 고정고객도 늘어나게 되었다. 녹차된장과 녹차고추장은 짜지 않고 특유의 감칠맛이 특징인데, 일반 된장과 고치장보다 뛰어난 항산화 활성도를 보이고 있다. 안효원 대표는 '선다울'이라는 녹차다원을 직접 운영하그 있으면 현재 〈보성차 문화회〉, 〈보성녹차생산지조합〉, 〈전국녹차생산자 연합회〉의 이사로도 활동하고 있다.

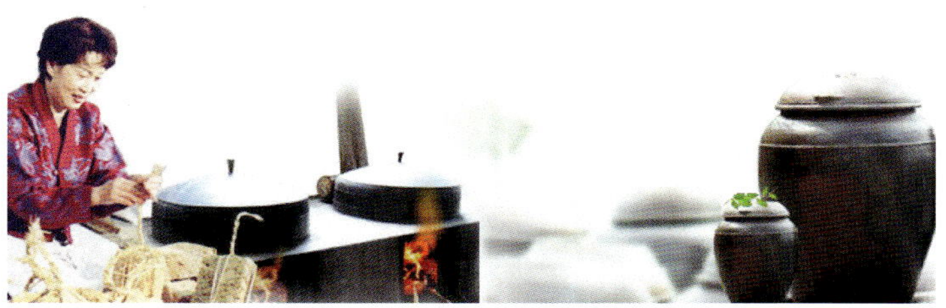

안동제비원 이야기

어떤 총각이 죽어서 저승에 갔는데, 같은 동네에 사는 연이라는 착한 아가씨의 재물을 빌어쓰고 이승에 살아 돌아오게 되었다. 그 총각은 고마움의 표시로 연이에게 많은 재물을 나누어주었다. 큰 재물을 얻게 된 연이는 부처님의 은공을 기리고자 법당을 짓게 된다. 사찰 완공을 앞둔 마지막 날, 기와를 덮던 와공이 발을 헛디뎌 지붕에서 떨어졌고, 그 순간 와공의 혼은 제비가 되어 날아갔다. 그때부터 절의 이름은 '제비사'가 되었고, 일대는 '제비원'이라고 불리게 되었다. 바로 제비원에서 장을 담기 시작하면서 '안동제비원'이란 이름이 생겨나게 되었다. 〈안동제비원〉은 최명희 대표가 유서 깊은 안동 김씨 예의 소승공파 종부이신 시어머니에게 집안 가풍과 함께 된장 만드는 솜씨를 물려받아, 고집스럽게 우리 농산물을 가지고 재래방법대로 장을 만들고 있는 곳이다. 된장, 간장, 고추장, 청국장, 심지어 메주까지 농림수산분의 전통식품인증을 획득한 곳은 안동제비원이 유일하다.

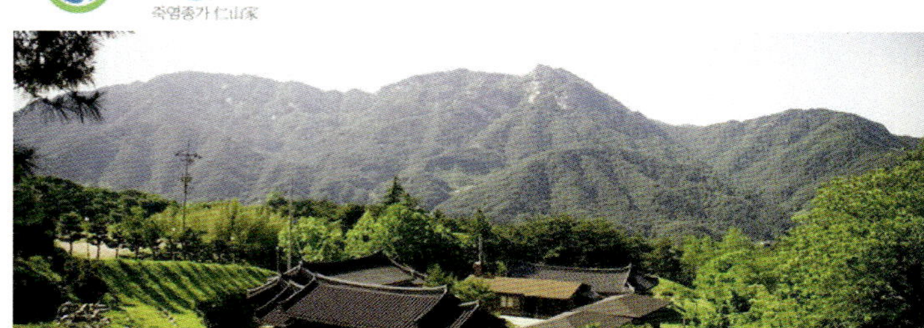

인산가 이야기

〈인산가〉는 죽염을 창제한 김일훈 선생의 유지를 받들어, 선생의 차남인 김윤세 대표가 설립한 기업이다. '짠 것은 몸에 해론다'는 상식에 정면으로 도전하여 '질 좋은 소금이라면 짜게 먹어야 좋다'는 실로 혁명적인 발상에 기초해 죽염 및 죽염 가공품을 생산하고 있다. 〈인산가〉는 죽염, 콩, 마늘, 쑥 등 한국산 자연물의 탁월한 기능성에 주목하여 그 가치를 극대화하고 있는 토종 벤처기업으로 유명하다. 일찍이 김일훈 선생은 신약(新藥)이라는 책에서 '서목태죽염간장은 최고의 약'이라고 극찬한 바 있다. 죽염은 공해시대를 살고 있는 현대인들에게 분명 획기적인 신물질이지만 그보다 더 예방적이고 효과적인 것은 죽염된장, 죽염간장, 죽염고추장을 상식하는 일이 될 것이다. 김윤세 대표는 현재 전주대 대체의학대학 교수와 한국죽염공업협동조합 이사장을 맡고 있다.

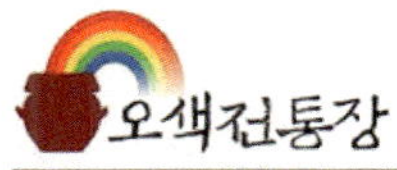

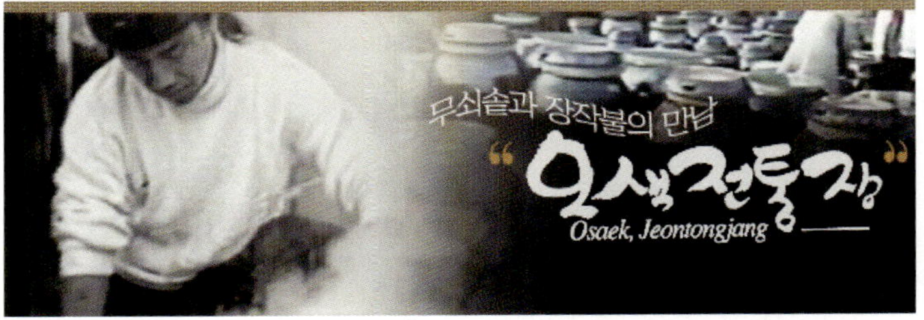

오색전통장 이야기

해발 350m, 같은 마을의 다른 집들보다 한 시간 일찍 해가 뜨고 한 시간 늦게 해가 진다는 〈오색전통자〉 집에서 바라다 보이는 정봉산의 전경은 그림처럼 아름답다. 원래 만화가가 직업이었던 최종대 대표가 8개월 만에 손수 지었다는 작업장은 오색 전통장의 자랑이다. 특히 메주와 청국장을 동시에 띄울 수 있다는 황토방은 산소공급기, 자동가습기, 습도조절기, 온도발열기의 역할을 하는 장치가 구석구석 숨겨져 있다고 하니 그의 만화적인 발상이 묻어나는 공간으로 보인다. 요즘 최대표의 목표는 '더 좋은' 된장이다. 된장을 3가지로 연구, 비교하고 있다. 하나는 간장빼고 담는 전통적인 방법이고 둘째는 콩 삶은 물과 개량메주를 섞어 만드는 방법, 셋째는 개량메주만으로 담가보는 식이다. 어떤 된장이 최선의 맛을 내는지 끊임없이 연구하는 오색전통장의 하루해는 짧기만 하다.

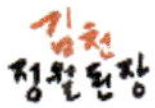

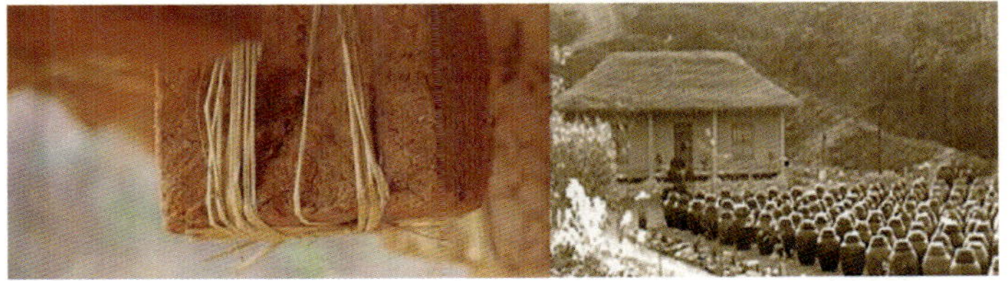

정월농장 이야기

김천 정월농장 주변에는 옛 시골에서 쓰던 농기구와 항아리들이 정겨운 모습 그대로 여기저기 많이 남아 있어 '옛이야기 지즐대는 곳'이다. 농장입구에서 장독대로 올라가는 길에는 김소월의 '진달래꽃'이나 정지용의 '향수'등 여러 편의 詩들이 항아리 위에 쓰여 있어 잊었던 추억에 잠기게 한다. 모두 글씨를 잘 쓰는 정월농장 김환옥 대표의 작품이다. 항아리에 하얀 詩, 크고 투박한 수백 개의 장동대와 작은 기와집(예전엔 초가집). 그리고 커다란 무쇠 가마솥 등은 정월농장만의 정취를 흠뻑 느끼게 해준다. 얼마 전부터는 3만평에 이르는 농장의 넓은 땅을 이용하여 9홀 짜리 골프장과 된장찌개가 제공되는 식당도 함께 운영하고 있다. 아이들은 식당 앞에 높여져 있는 그네를 타거나 잔디밭을 뛰어다닐 수 있으니 온 가족이 함께 웰빙주말을 보내기에 안성맞춤이다.

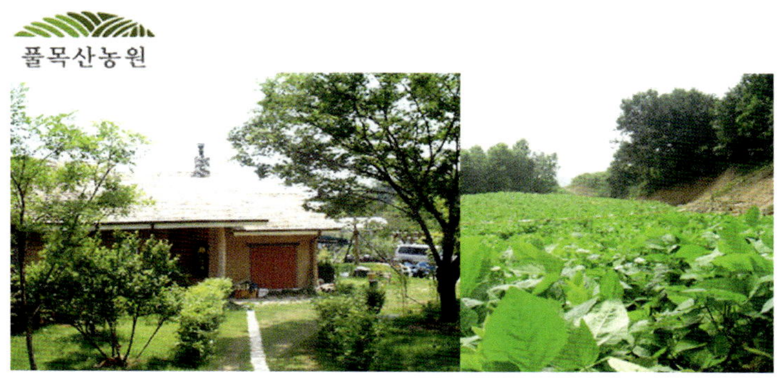

풀목산농원 이야기

최광순 대표는 1992년 농촌부흥에 뜻을 두고 전 가족과 함께 귀농한 이래 국산콩으로 무농약콩나물을 재배하여 전국 대형매장에 공급하기 시작하였다. 현재 수도권 초등학교의 20%에 달하는 100여개 학교에 콩나물을 공급하고 있다. 1만 4천평에 이르는 〈풀목산 농원: 근처 풀목산에서 따옴〉은 도시민들에게 편안한 휴식처와 안전한 먹거리를 공급하는 '토탈 웰빙 농장'을 추구하고 있다. 콩나물과 전통장류 외에도 매실, 자두 과수원도 유기농으로 운영하면서 25명의 지역농민과 함께 연간 40억원의 농업매출을 실현하고 있다. 콩나물과 유기농 청국장 등은 OEM으로 생산하고 있지만 전통된장, 전통고추장, 전통쌈장 등은 풀목산 자체 브랜드로 생산, 판매되고 있다. 최광순 대표는 서울대학교 농화학과를 졸업하고 풀무원기술연구소 초대 연구소장을 지냈으며 현재는 (사)국산콩가공업협회 부회장과 여주군 기업인 협의회장을 맡고 있다.

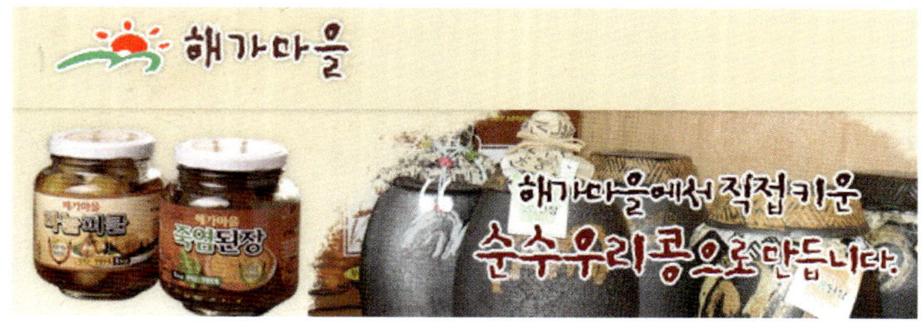

해가마을 이야기

어메니티 서천! 자연과 사람이 하나되는 쾌적한, 친환경농촌을 만들자는 뜻으로 넓은 바다와 기름진 땅을 동시에 끼고 있는 서천에 가장 어울리는 말이다. 〈해가마을〉이 있는 서천 삼전리에서는 일찍부터 '농촌여성 일감 갖기 운동'의 하나로 된장사업이 시작되었다. 농촌 주부들이 농한기를 이용하여 만드는 죽염과 죽염전통 장류에는 가족의 건강을 생각하는 '어머니의 마음'이 들어 있다. 마을에서 직접 농사지은 콩으로 메주를 쑤고, 천일염을 대나무에 넣고 구운 죽염을 사용하는 등, 재료 선별부터 최종 제품까지 정성을 다하고 있다. 해가마을은 전통적인 방법에 현대적인 위생기술을 도입하여 농가소득 증대 미치 지역 발전에 기여하고 있다.

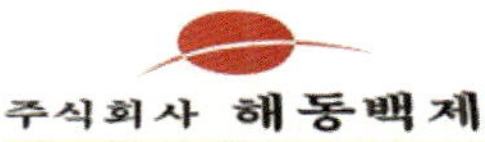

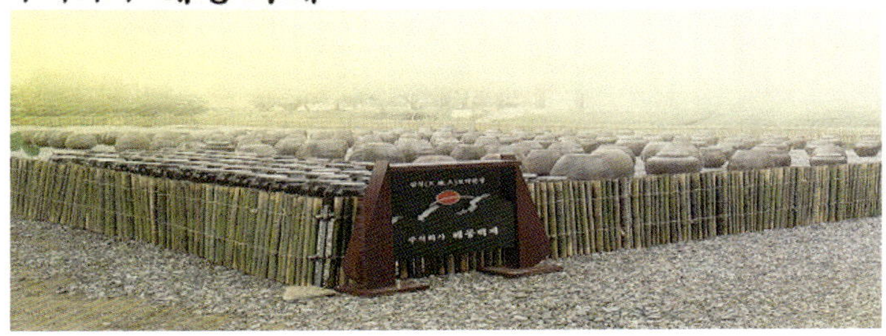

해동백제 이야기

해동백제는 충남 부여군 충화면 청남리 (구)삼성초등학교인 폐교에 자리를 잡았다. 운동장에는 바탱이(항아리의 충청도사투리)들이 학생들 대신 조회를 서듯 줄지어 서 있다. 윤병하 대표는 옛날 산속에서 수행하던 도인들이 오랜 산중에서 오는 질병을 예방하기 위해 만들어 먹었다던 '으된장'의 비법을 전수받아 많은 시행착오 끝에 상품화에 성공하였다. 기능성 장류는 약재를 넣는 비율에 따라 진·선·미 3가지로 구분하고 있으면 간장, 고추장, 쌈장. 다양한 청국장제품도 만들고 있다. '해동백제'란 이름은 과거 우리나라를 '해동성국'이라 불렀다는데서 '해동'을, 삼국시대 최고의 문화왕국이었던 백제에서 '백제'를 따온 것이다. 이처럼 '해동백제'란 이름 속에는 찬란했던 우리나라의 고급문화를 세계에 널리 알리겠다는 당찬 꿈과 포부가 숨겨져 있다.

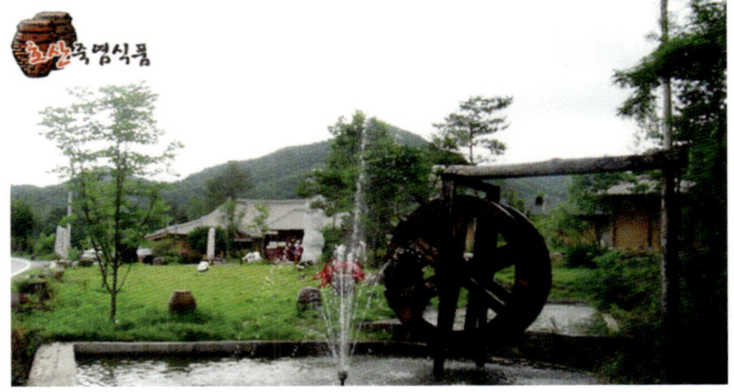

호산죽염된장 이야기

"조선사람은 쌀과 된장과 연탄만 있으면 어떻게든 슬 수 있다"란 말을 금과옥조로 여기기 때문일까. 호산죽염된장의 이정림대표는 어느 정도 된장으로 이름이 나기 시작하면서 근처 양료원이나 고아원 등에 된장을 무상으로 제공해주기 시작하였다. 이 대표 본인도 어려울 때. 주위로부터 따뜻한 도움을 받았기 때문이다. 한가지. 더 힘나는 정보는 호산죽염된장에서 죽염된장이나 청국장 등을 구입하면 한정식이 무료로 제공된다는 사실이다. '초정약수'나 '운보의 집'을 다녀가는 길이라면 잊지 말고 방문하시기를! 아래는 호산죽염된장의 앞마당에 서있는 재미있는 '된장간장유래비'의 전문을 옮겨온 것이다.

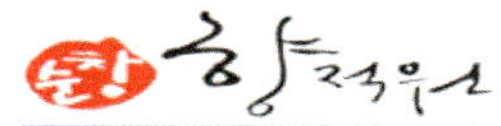

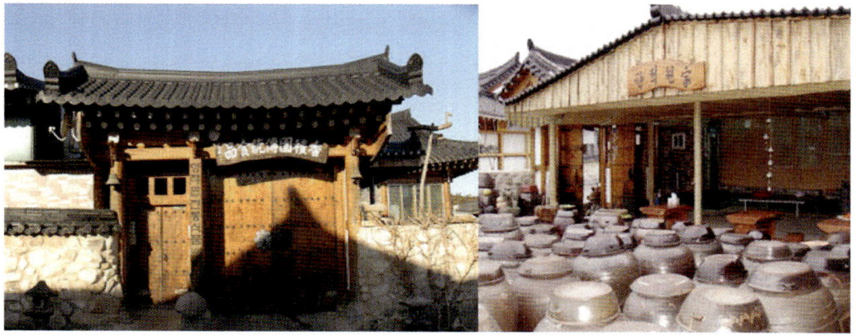

향적원 이야기

향적원(香積園)은 "수중한 음식으로 대중에게 공양한다"는 의미를 담고 있다. 전북 순창군에는 고추장을 담아서 파는 50여 호가 모여 민속마을을 이루고 있는데, 고추장의 세계화를 위해 가장 발 빠르게 움직이고 있는 업체 중 하나가 향적원이다. 향적원에서 생산되는 제품의 절반이상은 친환경농산물을 원료로 사용하고 있다. 쉽지 않은 일이지만 그것이 친환경농산물을 생산하는 농부들을 돕는 일이며, 소비자들에게는 건강한 먹거리를 제공하는 일이라 믿고 있다. 그런 믿음은 된장, 간장, 고추장, 청국장 등에서 전통품질인증을 받고, 또 친환경농수산물 우수제품상을 비롯, 농림부장관상을 3년 연속 수상하는 기쁨으로 보상받고 있다.

2. 고추장과 된장의 코덱스(CODEX) 규격 전문

CODEX 식품규격은 전 세계에 통용될 수 있는 기준 및 규격 등을 규정한 식품법령으로 공정한 무역과 소비자 건강보호를 위해 각 국이 준수해야 할 식품에 관한 최소 기준이다. CODEX에는 전 세계 약 160여개의 식품규격이 등록되어 있다. 우리나라에서는 처음으로 2001년 김치에 이어 2009년 7월 고추장, 된장, 인삼이 추가됨으로서 한식세계화 및 농·식품 수출확대에 한층 탄력을 받을 것으로 기대된다.

고추장에 대한 지역규격

1. 범위

본 규격은 하기의 2항에서 정의된 그리고 직접 소비하도록 제공된 제품에 적용되는데, 여기에는 단체 급식용도 포함되며 필요할 경우 재포장된 것도 포함된다. 본 규격은 추가 가공이 필요하다고 표시된 제품에는 적용되지 않는다. 본 규격은 주재료가 고추인 칠리 페이스트나 칠리 소스 제품에게는 적용되지 않는다.

2. 설명

*고추장*은 하기와 같은 과정을 거쳐 제조되는 붉거나 검붉은 죽상 발효 식품이다.
(a) 분말 맥아로 곡물 전분을 당화시키거나 곡류 속 아스퍼질러스 종(병원성이나 독성이 아닌 것)을 배양시켜 당화된 물질을 제조한다.
(b) 상기 (a)에서 얻어진 당화 물질을 소금과 혼합한다. 그런 후에 그 혼합물을 발효 및 숙성시킨다.
(c) 상기 (b)의 발효 과정 전이나 후에 상기의 혼합물과 고추 분말을 섞는다. 그리고 다른 성분들을 혼합하여도 된다.
(d) 용기에 밀봉하기 전이나 후에 가열 또는 적절한 방법으로 가공하여 부패를 방지해야 한다.

3. 필수 재료 및 품질 요소

3.1 구성

3.1.1 기본 원료
 (a) 곡류

 (b) 고추 (Capsicum annuum L.) 분말

 (c) 소금

 (d) 음용수

3.1.2 선택성 원료
 (a) 분말 *메주*[*]

[*]콩의 발효 물질, 또는 콩과 곡류를 자연 상태에서 미생물(박테리아, 곰팡이, 효모)
 을 이용하여 혼합한 것

 (b) 콩

 (c) 설탕

 (d) 농산물 유래 증류 알코올

 (e) 간장

 (f) 발효 콩 반죽

 (g) 어류 소스

 (h) 해산물 추출물

 (i) 발효 밀 단백질

 (j) 발효 쌀

 (k) 효모 추출물

 (l) 가수분해 식물성 단백질

 (m) 기타성분

3.2 품질 요소

3.2.1 품질 요소
 (a) 캡사이신   10.0ppm (w/w) 이상

 (b) 조단백질   4.0% (w/w) 이상

 (c) 수분   55.0% (w/w) 이하

3.2.2 *고추장*은 그 특유의 향미, 냄새 및 하기의 특성을 가지고 있어야 한다.

 (a) *색깔*: 이 제품은 고추(*Capsicum annuum L.*)에서 유래한 붉거나 검붉은 색깔을 가
　　지고 있어야 한다.

(b) 맛: 이 제품은 맵고 향긋한 닷을 가지고 있어야 한다. 약간 단 맛과 약간 짠 맛을 가지고 있을 수도 있다.

(c) 조직: 이 제품은 적절한 점도의 수분을 가지고 있어야 한다.

3.3 "결함 상품"의 분류

3.2항에 나와 있는 적용 가능한 품질 요건들을 충족시키지 못하는 용기는 "결함상품"으로 보아야 한다.

3.4 로트 수락

"결함상품"의 수가 적절한 샘플링 계획의 수락의 수(c)를 넘지 않을 경우 그 로트는 3.2항에서 언급된 적용 가능한 품질 요건을 충족시키는 것으로 간주해야 한다.

4. 식품 첨가물

하기의 식품 첨가물들은 그 허용량 범위 내에서 사용이 가능하다.

(INS 번호)	(식품 첨가물명)	(최대허용기준)

4.1 보존제

200	소르빈산	1,000 mg/kg
202	소르빈산칼륨	솔빈산으로서,
203	소르빈산칼슘	단독 또는 조합

4.2 향미증진제

| 621 | L – 글루타민산나트륨 | GMP 수준 |
| 508 | 염화칼륨 | GMP 수준 |

4.3 항산화제

| 325 | 젖산나트륨 | GMP 수준 |

4.4 산도조절제

29	DL-사과산	GMP 수준
339i	오르토인산일나트륨	
339ii	오르토인산이나트륨	5000 mg/kg
340i	오르토인산일칼륨	인으로서
340ii	오르토인산이칼륨	단독 또는 조합
452(i)	폴리인산나트륨	
452(ii)	폴리인산칼륨	

4.5 안정제

412	구아검	GMP 수준
414	아라비아검(아카시아검)	GMP 수준
415	산탄검	GMP 수준

5. 오염물질

이 규격이 적용되는 제품은 '식품중오염물질및독소에대한코덱스일반규격(CODEX/STAN 193 - 1995)'의 최대 수준을 준수하여야 한다.

이 규격이 적용되는 제품은 코덱스가 정한 농약 잔류물 최대한계를 준수하여야 한다.

6. 위생

6.1 본 규격의 규정이 적용되는 제품은 '국제적으로권고된실천규범 - 식품위생의일반원칙(CAC/RCP 1 - 1969)'의 적절한 조항에 따라, 그리고 위생실천규범 및 실천규범과 같은 다른 적절한 코덱스 문헌에 따라서 제조 및 취급되어야 하도록 권장된다.

6.2 본 제품은 '식품에대한미생물학적기준의설정및적용원칙(CAC/GL 21 - 1997)'에 따라 제정된 미생물학적 기준을 준수하여야 한다.

7. 중량 및 측정

7.1 최소 중량

표시 중량이 1,000g 이하인 제품에 대한 부족허용량은 15g 미만이 되어야 한다. 표시 중량이 1,000~5,000g인 제품의 순 중량은 그 표시 중량의 98.5% 이상이 되어야 한다. 표시 중량이 5,000g 이상인 제품의 순 중량은 그 표시 중량의 99% 이상이 되어야 한다.

7.2 "결함 상품"의 분류
7.1항의 최소 중량 요건을 충족시키지 못하는 용기는 "결함 상품"으로 간주하여야 한다.

7.3 로트 수락
7.1.2항에서 정의된 "결함 상품"의 수가 적절한 샘플링 계획의 수락의 수(c)를 넘지 않을 경우 그 로트는 7.1.1항의 요건을 충족시키는 것으로 간주하여야 한다.

8. 표시

본 제품은 '선포장식품의 표시를 위한 일반규격(CODEX STAN 1-1985)'에 추가하여, 하기의 특정 규정이 적용된다.

8.1 제품 명칭
8.1.1 제품의 명칭은 "고추장(Gochujang)"이어야 한다.
8.1.2 제품의 명칭은 그 특성이 표현되도록 국내법에 따라 표시될 수 있다.

8.2 비(非)소매 용기의 표시
저장 방법 뿐 아니라 제품의 명칭, 로트 표시, 제조업자, 포장업자 또는 유통업자의 이름과 주소가 용기의 표면에 나타나 있지 않다면, 비소매 용기에 대한 정보가 용기의 표면에 또는 동봉 문서에 담겨 있어야 한다. 하지만, 로트 표시, 제조업자, 포장업자 또는 유통업자의 이름과 주소 대신에 확인 표시를 해 두어도 좋을 것인데, 그런 표시는 동봉 문서에 분명하게 나타나 있어야 한다.

9. 분석 및 시료채취 방법

9.1 시료채취
시료채취는 다음과 같이 시행하여야 한다.
(a) 시료를 저장할 때는 재료들이 쌓이지 않도록 해야 한다.
(b) 시료, 샘플링 장비, 샘플링 용기가 외부 오염에 노출되지 않도록 크게 주의하여야 한다.
(c) 시료는 뚜껑이 달린 깨끗하고 건조한 용기에다 보관하여야 한다. 그 용기에는 샘플링 일자, 매도자의 명칭, 기타 위탁 판매의 내역 등 샘플링에 대한 세부 설명이 부착되어 있어야 한다.

9.2 분석 방법

9.2.1 캡사이신의 측정법
AOAC 995.03 또는 부록 A에 기술된 방법에 따른다.
9.2.2 조단백질의 측정법
AOAC 984.13에 따른다(질소 변환 계수: 6.25).
9.2.3 수분의 측정법
AOAC 934.01에 따른다.

된장(발효 콩 페이스트)에 대한 지역규격

1. 범위

본 규격은 하기의 2항에서 정의된 그리고 직접 소비하도록 제공된 제품에 적용되는
데, 여기에는 단체 급식용도 포함되며 필요할 경우 재포장된 것도 포함된다. 하지만 본
규격은 추가 가공이 필요하다고 표시된 제품에는 적용되지 않는다.

2. 설명

2.1 제품 정의
발효콩페이스트는 필수원료가 콩인 발효식품이다. 이 제품은 반고형상 및 일부 콩의
모양을 유지하고 있는 것과 같이 여러 물성을 갖고 있는 죽(페이스트)상의 제품이며
3.1.1항 및 3.1.2항에 규정된 원료로서 다음 공정에 따라 제조한다:
  (a) 끓이거나 증숙한 콩을 또는 끓이거나 증숙한 콩과 곡류의 혼합물을 자연발생미
      생물 또는 배양미생물로 발효시킨다
  (b) 그것을 소금이나 소금물 등의 것들과 혼합한다;
  (c) 그 혼합물을 또는 그 혼합물의 고형체 부분을 일정 시간 숙성시켜 제품의 품질
      이 3.2항의 품질 요소에 규정된 요건을 충족시키도록 한다; 그리고
  (d) 용기에 밀봉하기 전이나 후에 가열 또는 적절한 방법으로 가공하여 부패를 방지
      해야 한다.

3. 필수 성분

3.1 성분

3.1.1 기본 원료
  (a) 콩
  (b) 소금
  (c) 음용수
  (d) 자연발생미생물 또는 배양미 생물 (병원성이나 독성이 아닌 바실러스 종 그리고/또한 아스퍼질러스 종)

3.1.2 선택성 원료
  (a) 곡류 그리고/또한 가루 (밀, 쌀, 보리 등)
  (b) 효모 그리고/또한 효모 추출물
  (c) 락토바실러스 그리고/또한 락토코커스
  (d) 농산물 유래 증류 에틸 알코올 (타피오카, 사탕수수, 고구마 등)
  (e) 당류
  (f) 전분질 시럽
  (g) 자연향 원료 물질 (건조 어류나 해산물, 향료 및 식용 식물로 만든 가루나 추출물)

3.2 품질 요소

	콩만 가지고 제조한 발효콩페이스트	콩 및 곡류로 제조한 발효콩페이스트
총질소 (w/w)1	1.6 % 이상	0.6 % 이상
아미노태 질소 (w/w)	0.3 % 이상	0.12 % 이상
수분 (w/w)	60 % 이하	

본 제품은 제품 특유의 향, 냄새, 색깔, 조직을 가지고 있어야 한다.

3.3 "결함 상품"의 분류

3.2항에 나와 있는 적용 가능한 품질 요건들을 충족시키지 못하는 용기는 "결함 상품"으로 보아야 한다.

3.4 로트 수락

"결함 상품"의 수가 적절한 샘플링 계획의 수락의 수(c)를 넘지 않을 경우 그 로트는 3.2항에서 언급된 적용 가능한 품질 요건을 충족시키는 것으로 간주해야 한다.

4. 식품첨가물

식품 첨가물에 대한 코덱스 규격(CODEX STAN 192-1995)의 표3에 나오는 산도조절제, 항산화제, 색소제, 향미증진제, 보존제, 안정제 및 감미제들은 본 규격을 따르는 식품에 사용할 수 있다.

4.1 산도조절제

INS 번호	식품 첨가물의 명칭	최대허용기준
336(i)	주석산 일칼륨	GMP 수준

4.2 항산화제

INS 번호	식품 첨가물의 명칭	최대허용기준
539	티오황산나트륨	30 mg/kg 이산화황으로서

4.3 색소제

INS 번호	식품 첨가물의 명칭	최대허용기준
101(i)	리보플라빈, 합성	10 mg/kg

4.4 보존제

INS 번호	식품 첨가물의 명칭	최대허용기준
200	소르빈산	1000 mg/kg 소르빈산으로서, 단독으로 또는 결합하여
202	소르빈산 칼륨	
203	소르빈산 칼슘	
210	안식향산	1000 mg/kg 안식향산으로서, 단독으로 또는 결합하여
211	안식향산나트륨	
212	안식향산칼륨	

4.5 감미제

INS 번호	식품 첨가물의 명칭	최대허용기준
950	아세설팜칼륨	350 mg/kg
954	삭카린나트륨	200 mg/kg

4.6 가공보조제

INS 번호	가공 보조제의 명칭
1101(i)	프로테아제
	헤미셀룰라아제
1104	리파아제
472c	구연산 및 글리세롤의 지방산 에테르
270	젖산
452(i)	폴리인산나트륨, 유리질
452(ii)	폴리인산칼륨

5. 오염물질

이 규격이 적용되는 제품은 '식품중 오염물질 및 독소에 대한 코덱스일반규격(CODEX/STAN 193 – 1995)'의 최대 수준을 준수하여야 한다. 이 규격이 적용되는 제품은 코덱스가 정한 농약 잔류물 최대한계를 준수하여야 한다.

6. 위생

6.1 본 규격의 규정이 적용되는 제품은 '국제적으로 권고된 실천규범 – 식품위생의 일반원칙(CAC/RCP 1 – 1969)'의 적절한 조항에 따라, 그리고 위생실천규범 및 실천규범과 같은 다른 적절한 코덱스 문헌에 따라서 제조 및 취급되어야 하도록 권장된다.

6.2 본 제품은 '식품에 대한 미생물학적 기준의 설정 및 적용원칙(CAC/GL 21 – 1997)'에 따라 제정된 미생물학적 기준을 준수하여야 한다.

7. 중량 및 측정

7.1 최소 충전

용기는 용기 수용량의 90% (모범제조관습에 따라 필수적인 상부공간 제외) 이상이 되도록 담겨진 제품으로 꽉 채워져야 한다. 용기의 수용량이란 완전히 채웠을 경우 봉인된 용기가 담게 될 20℃ 증류수의 값이다. 당제품의 여러 특성을 고려할 때, 최소 충전은 몇몇 유형의 제품에게는 적용되지 않을 수도 있다.

7.2 "결함 상품"의 분류

7.1항의 최소 충전 요건을 충족시키지 못하는 용기는 "결함 상품"으로 간주하여야 한다.

7.3 로트 수락

7.2항에서 정의된 "결함 상품"의 수가 적절한 샘플링 계획의 수락의 수(c)를 넘지 않을 경우 그 로트는 7.2항의 요건을 충족시키는 것으로 간주하여야 한다.

8. 표시

본 제품은 '선포장식품의 표시를 위한 일반규격(CODEX STAN 1 – 1985)'에 따라 표시되어야 한다.

8.1 제품 명칭

본 제품의 명칭은 "발효 콩페이스트(Fermented Soybean Paste)"이어야 한다. 제품이 소비되는 국가의 법률이 허용할 경우 다른 명칭을 사용할 수도 있다. 제품 명칭에는 제품의 특성을 나타내는 원료의 명칭이 포함될 수도 있다.

8.2 "할랄(Halal)" 강조표시

"할랄" 발효콩페이스트에 대한 강조표시는 "할랄"이란 용어사용에 대한 코덱스지침 (CAC/GL 24 – 1997)의 해당 조항에 따라야 한다.

8.3 비(非)소매 용기의 표시

저장 방법뿐 아니라 제품의 명칭, 로트 표시, 제조업자, 포장업자 또는 유통업자의 이름과 주소가 용기의 표면에 나타나 있지 않다면, 비소매 용기에 대한 정보가 용기의 표면에 또는 동봉 문서에 담겨 있어야 한다. 하지만, 로트 표시, 제조업자, 포장업자 또는 유통업자의 이름과 주소 대신에 확인 표시를 해 두어도 좋을 것인데, 그런 표시 는 동봉 문서에 분명하게 나타나 있어야 한다.

9. 분석 및 시료채취 방법

9.1 총질소의 측정법

AOAC 984.13에 따른다.

9.2 아미노태 질소의 측정법

AOAC 920.154 B(소렌센 방법)에 따르되 시료를 다음과 같이 처리한다.

〈시료 처리법〉

시료 2g을 250㎖ 비이커에 취하고, 여기에 100㎖의 냉각 증류수($15\,^{\circ}\mathrm{C}$, NH_3 free)를 넣어 60분 동안 교반한다. 이 시료를 정량 필터를 통해 여과시킨 후 100㎖ 용량의 플라스크로 계량하여 사용한다.

〈종료점〉

색깔을 눈으로 확인하는 대신 pH 계기를 사용하여 종료점을 측정한다.

9.3 수분의 측정법

$70\,^{\circ}\mathrm{C}$ 이하의 건조 온도에서 AOAC 934.01에 따른다.

유미경 ————————————————————————

▮ 약 력

저자 유미경은 명지대 식품영양학과를 졸업한 평범한 주부였다. 그러다 10년 전 콩의 원산지가 우리나라 한반도 일원이라는 사실에 매료된 이래 콩의 세계에 깊이 빠져들었다. 1999년에는 인터넷 된장가게 코푸드를 오픈, 운영하였으며, 이를 계기로 전국의 내로라하는 된장농원을 답사하였고, 이어 한국콩연구회, 한국벤처농업대학(3기) 등을 통해 견문을 넓혀왔다. 2005년 콩과 된장의 가치에 대해 온라인으로 홍보하는 것에 한계를 느껴 그 동안 운영해왔던 코푸드를 접고 『우리 콩, 세계로 나아가다』를 출판, 그 해 문광부로부터 우수교양도서로 추천된 바 있다. 현재는 한국콩연구회 이사 , 콩세계과학관 추진위원이자 콩사이버박물관(www.soyworld.org)의 운영자로서 활동하는 한편, 전통발효식품 연구가로서 강의 및 저술활동도 열심히 하고 있다.

▮ 주요 저서

『우리 콩, 세계로 나아가다』 (2007년 문광부 우수교양도서)

된장인사이드

초판발행 2009년 8월 31일
초판 4쇄 2019년 1월 11일

지은이 유미경
펴낸이 채종준

펴낸곳 한국학술정보(주)
주소 경기도 파주시 회동길 230(문발동)
전화 031 908 3181(대표)
팩스 031 908 3189
홈페이지 http://ebook.kstudy.com
E-mail 출판사업부 publish@kstudy.com
등록 제일산−115호(2000. 6. 19)

ISBN 978-89-268-0279-3 03520 (Paper Book)
   978-89-268-0280-9 08520 (e-Book)